Jawdat Noori Gaaib

Cancro da mama

Jawdat Noori Gaaib

Cancro da mama

Papel de alguns genes no diagnóstico e prognóstico

ScienciaScripts

Imprint

Cover image: www.ingimage.com

This book is a translation from the original published under ISBN 978-3-659-80555-4.

Publisher:
Sciencia Scripts
is a trademark of
Dodo Books Indian Ocean Ltd. and OmniScriptum S.R.L publishing group

120 High Road, East Finchley, London, N2 9ED, United Kingdom
Str. Armeneasca 28/1, office 1, Chisinau MD-2012, Republic of Moldova, Europe
Printed at: see last page
ISBN: 978-620-8-07659-7

Agradecimentos

Louvado seja Alá, Senhor de toda a Criação. Misericórdia e Paz para o Profeta Maomé e para os seus familiares e companheiros.

*Em primeiro lugar, gostaria de agradecer a **Alá** pelo seu cuidado e apoio ao longo de toda a minha vida e, especialmente, durante a realização desta investigação.*

Dr. Abdul Hussein Al-Faisal pelo seu apoio encorajador, orientação e empenho ao longo de todo o curso deste trabalho.

Agradecimentos especiais ao Dr. Khalid Tobal, Chefe da Unidade de Oncologia Molecular e à sua equipa /Guy's and St. Thomas' Hospital, Kings College London / Reino Unido pela sua excelente orientação e apoio que me ajudaram durante todo o tempo de investigação em Londres.

Agradecimentos ao Instituto de Engenharia Genética e Biotecnologia para Estudos de Pós-Graduação da Universidade de Bagdade e à sua equipa.

Os meus agradecimentos são extensivos ao Dr. Mohammed Ghanim, pela sua cooperação na parte da tese relacionada com a recolha e preservação de amostras. Dr. Nasr Noori Al-Anbari, pela sua grande ajuda na análise estatística.

Agradece-se ao Ministério do Ensino Superior e da Investigação Científica do Iraque pela concessão da bolsa de investigação.

Um agradecimento especial e carinhoso à minha família pelo apoio e paciência sem fim.

Estou grato ao Dr. Maisaa G. Jumaa pela sua grande ajuda na redação deste livro.

Agradecimentos especiais e orações a todos os doentes que me ajudaram a concluir o meu estudo e que Alá os abençoe.

jawdat

Dedicação

Dedico o meu livro a todos aqueles que me apoiaram e encorajaram, especialmente à minha maravilhosa família.

Jawdat

Conteúdo

Lista de abreviaturas

Abbreviations	Meaning
BM	Bone marrow
CA 15-3	Carbohydrate antigen 15-3
CDH1	Cadherin-1
cDNA	Complementary DNA
CEA	Carcinoemberyonic antigene
CK19	Cytokeratine 19
CPG	C-phosphate-G
CSCs	Cancer stem cells
Ct	Threshold cycle
CTCs	Circulating tumor cells
DCIS	Ductal carcinoma in-situ
DGCR8	DiGeorge syndrome critical region 8
DNA	Deoxy ribonucleic acid
dNTPs	Dinucleotide triphosphates
dsRNA	Double strand RNA
DTCs	Disseminated tumor cells
dTTP	Deoxythymidine triphosphate
EDTA	Ethylene diamine tetra-acitic acid
EGFR	Epidermal growth factor receptor
ER	Estrogen receptor
ERBB2	Erythroblast B2
FAM	6-carboxyfluorescein
FNA	Fine needle aspiration
G1	Growth 1
HER2	Human epidermal growth factor receptor 2
hMAM	Human mammaglobin
HMGA2	High mobility group AT-hook 2 protein
IBC	Inflammatory Breast Cancer
Kb	Kilo base
KRAS	Kirsten rat sarcoma viral oncogene homolog
LCIS	Lobular carcinoma in-situ
Lin28	Lineage protein 28
LSD	Least significant difference
MDA-MB-231	M.D. Anderson-Mammary gland Breast
MGB1	Mammaglobin 1
MGB-NFQ	Minor groove binder- non fluorescent quencher
MiR	microRNA
miRNAs	microRNAs
mRNA	Messenger RNA

MUC1	Mucin 1
NGS	Next generation sequencing
NTCs	No template controls
OS	Overall survival
PBL	Peripheral blood
PBS	Phosphate buffer saline
PCR	Polymerase chain reaction
PFS	Progression-free survival
PR	Progestron receptor
Pre-miRNA	Precursor microRNA
Pri-miRNA	Primary precursor microRNA
QPCR, qPCR	Quantitative polymerase chain reaction
QRT-PCR	Quantitative real time Reverse Transcription Polymerase Chain Reaction
RISC	RNA-Induced silencing complex
RNA	Ribonucliec acid
RNase	Ribonucleases
Rsq	R squared
RT	Reverse transcription
RT-PCR	Reverse transcription PCR
SAS	Statistical analysis system
SCGB2A2	Secretoglobin family A2
TAMRA	6-carboxytetramethylrhodamine
Taq	Thermus aquaticus
TBE	Tris boric acid EDTA
TNM	Tumor, lymph node, metastasis
TRBP	Transactivating response RNA binding protein
TUTase	Terminal Uridyltransferase
UNG	Uracil-N-glycosylase
UTR	Un translated region
UV	Ultra violette

Capítulo 1. Introdução

O cancro da mama é o carcinoma mais frequente nas mulheres e a segunda causa mais comum de mortalidade relacionada com o cancro nas mulheres (Alessandro e Dennis,2011). A deteção precoce do cancro da mama é amplamente reconhecida como uma das formas mais eficazes de obter um melhor prognóstico e uma taxa de mortalidade mais baixa. Acredita-se geralmente que o cancro da mama é uma doença sistémica em que as células cancerosas podem começar a disseminar-se no sangue e no sistema linfático em fases iniciais ou quando o tamanho do nódulo tumoral permanece pequeno. A angiogénese ativa pode ocorrer no tecido do cancro da mama que cresce até 2 mm de diâmetro. No estado metastático, cada grama de tumor pode libertar aproximadamente 10^6 células por dia para os vasos sanguíneos (Sharma *et al.*, 2005). Além disso, o sangue é relativamente fácil de recolher. Consequentemente, as células tumorais disseminadas no sangue periférico foram adoptadas como alvo para a deteção precoce do cancro da mama (Ross e Slodkowska, 2009).

Existe já uma vasta literatura que descreve a utilização potencial da análise da expressão genética em grande escala no diagnóstico de doenças, incluindo o cancro da mama (Sharma *et al.*, 2005). Um dos principais objectivos da investigação sobre o cancro é a identificação e validação de marcadores tumorais adequados detectáveis em fluidos corporais facilmente acessíveis. O sangue humano é uma fonte preferida de marcadores devido ao carácter minimamente invasivo da recolha de amostras e à vascularização da maioria dos tecidos (incluindo os tumores). Para a descoberta de marcadores, a análise das assinaturas de expressão do ácido ribonucleico mensageiro (ARNm) no sangue humano periférico tem sido amplamente utilizada, revelando-se uma técnica promissora (Whitney *et al.*, 2003).

Estudos anteriores indicaram que a deteção de células tumorais circulantes (CTCs) no sangue periférico pode ser utilizada no estadiamento e na estratificação do prognóstico de doentes com cancro da mama e do cólon (Wulfing *et al.*, 2006). O método de deteção de CTCs mais comum é a reação em cadeia da polimerase com transcrição reversa quantitativa em tempo real (qRT-PCR), um processo que pode detetar os níveis de expressão de ARNm dos genes que codificam estes antigénios tumorais (Ghossein *et al.*,1999). É necessário um marcador de deteção de alta qualidade para uma deteção eficaz de CTCs mediada por qRT-PCR. Por conseguinte, a identificação de um bom marcador alvo é da maior importância para a deteção de CTC.

Vários marcadores genéticos foram utilizados com êxito como marcadores para a deteção de células tumorais no sangue periférico, tais como *MGB1 (Watson et al.*, 1996), *CK19* (Stathopoulou *et al.*, 2003; Brown *et al.*, 2006) e *MUC1* (Mitas *et al.*, 2001; Baker *et al., 2003).*

A descoberta de microRNAs (miRNAs) abriu novas oportunidades para marcadores no diagnóstico do cancro. Os miRNAs são pequenos RNAs não codificantes (18-26 nucleótidos) que desempenham um papel central na regulação da expressão genética (Daniel *et al*,2010). Foi registada uma expressão alterada de miRNA em várias doenças malignas humanas e as diferenças entre os tecidos tumorais e os seus homólogos normais podem ser exploradas para efeitos de diagnóstico e prognóstico (Croce e Calin, 2005). A introdução de sistemas de recolha de sangue com aditivos estabilizadores melhorou significativamente a quantidade e a qualidade do ARN das amostras de sangue recolhidas em estudos multicêntricos. Os sistemas de estabilização do ARN têm a vantagem de não ser necessário isolar o ARN imediatamente. Em vez disso, as amostras de sangue colhidas podem ser armazenadas a temperaturas mais acessíveis nos centros de estudo antes de serem enviadas para o laboratório central de análises ou para o biobanco, o que resulta numa redução da variabilidade pré-analítica. Um reagente bem descrito para a estabilização do ARN no sangue humano é o TRIzol, que é um reagente de estabilização comum para o ARN em células e tecidos, cada vez mais utilizado em estudos genómicos (Rainen *et al*,2002).

Objetivo do estudo :

O objetivo do presente estudo é avaliar os valores diagnósticos e prognósticos de um painel de genes *(MGB1, CK19, MUC1, miR-195 e miR-let 7a)*, comparando os seus níveis de expressão em doentes com cancro da mama e tumores benignos da mama e em controlos aparentemente saudáveis, e estudar a influência de determinadas caraterísticas clinicopatológicas (idade, tamanho do tumor e estado dos gânglios linfáticos) na expressão.

Capítulo 2. Revisão da literatura

2.1 Cancro

O cancro é um dos problemas de saúde mais importantes da era atual e também uma das principais causas de morte entre as populações. O cancro pode ser simplesmente definido como uma classe de doenças ou perturbações caracterizadas por uma divisão descontrolada das células e pela capacidade de estas células anormais se espalharem, quer por crescimento direto para os tecidos adjacentes através de invasão, quer por implantação em locais distantes através de metástases (em que as células cancerosas são transportadas através da corrente sanguínea ou do sistema linfático). O cancro pode afetar pessoas de todas as idades, mas o risco tende a aumentar com a idade (Blachford, 2002).

2.1.1 Cancro da mama

O cancro da mama é a doença maligna mais frequentemente diagnosticada nas mulheres em todo o mundo, especialmente nos países ocidentais. É responsável por quase um quinto das mortes causadas por cancro (Winer *et al,*2001). O cancro da mama é o tumor maligno que se forma a partir do crescimento descontrolado de células anormais da mama. Afecta geralmente os tecidos envolvidos na produção de leite (tecidos ductal e lobular) (Madhavan *et al,* 2002). Todos os anos, são notificados um milhão de novos casos em todo o mundo, o que representa 18% do número total de cancros nas mulheres. Foi estabelecido que uma em cada oito mulheres (nos EUA), (Wolff *et al,* 1996) e uma em cada 10 mulheres (no Reino Unido) (Evans e Lalloo, 2002) desenvolverá cancro da mama em algum momento da sua vida. Estudos iraquianos mostram que o número de casos de cancro da mama tem vindo a aumentar constantemente desde a guerra de 1991 (Jaffer, 1999; Jasim, 2004).

2.1.2 O peito normal

O tecido mamário humano é constituído por glândulas especiais chamadas lóbulos que rodeiam ramos de condutas como folhas numa árvore. Cada mama contém seis a nove sistemas ductais independentes que vão desde o mamilo até ao músculo peitoral subjacente. A quantidade de tecido mamário é determinada geneticamente e pode estender-se desde a clavícula até às costelas mais baixas e desde o osso do peito até à parte de trás da axila. O leite é produzido nos lóbulos e depois transportado através dos ductos para o mamilo. Os cancros da mama começam, na maioria das vezes, nas células que revestem os ductos. Estas células de revestimento, tal como todas as células de revestimento e de superfície, são designadas por células epiteliais. Os cancros das células epiteliais são designados por carcinomas (Borgen e Hill, 2000).

Os lóbulos e os ductos estão inseridos num estroma de gordura, tecido conjuntivo fibroso, nervos, vasos sanguíneos e vasos linfáticos (Figura 2-1). Os vasos linfáticos drenam o líquido que contém os resíduos da mama para uma série de filtros chamados gânglios linfáticos. Os gânglios contêm colecções de células do sistema imunitário que detectam e destroem organismos estranhos e antigénios invasores. Quando o cancro da mama se espalha, as células tendem a invadir os gânglios linfáticos e a deslocar-se para os gânglios axilares. Os cirurgiões removem frequentemente um certo número de gânglios para verificar a presença de células malignas. A presença ou ausência de células cancerosas nestes nódulos é importante para determinar as opções de tratamento e o prognóstico (Zimmerman, 2004; Borgen e Hill, 2000).

2.1.3 Tipos histopatológicos de cancro da mama

O cancro da mama pode ser amplamente classificado em carcinoma in situ e carcinoma invasivo (infiltrativo) (Malhotra *et al, 2010).* O cancro da mama que não invadiu a membrana basal e que, portanto, está confinado às unidades ductolobulares terminais é denominado carcinoma in situ. Existem principalmente dois tipos de cancros in-situ: o carcinoma lobular in-situ e o carcinoma ductal in-situ (Atalay, 2004). Por outro lado, os cancros da mama que invadem a membrana basal são designados por cancros invasivos. Os dois tipos principais são designados sinonimamente por carcinoma lobular invasivo e carcinoma ductal invasivo. A principal diferença entre os cancros in-situ e invasivos é a capacidade de as formas invasivas se espalharem através dos vasos linfáticos e vasculares localizados sob a membrana basal, conduzindo a metástases linfáticas regionais e de órgãos distantes (Winer *et al,2001).*

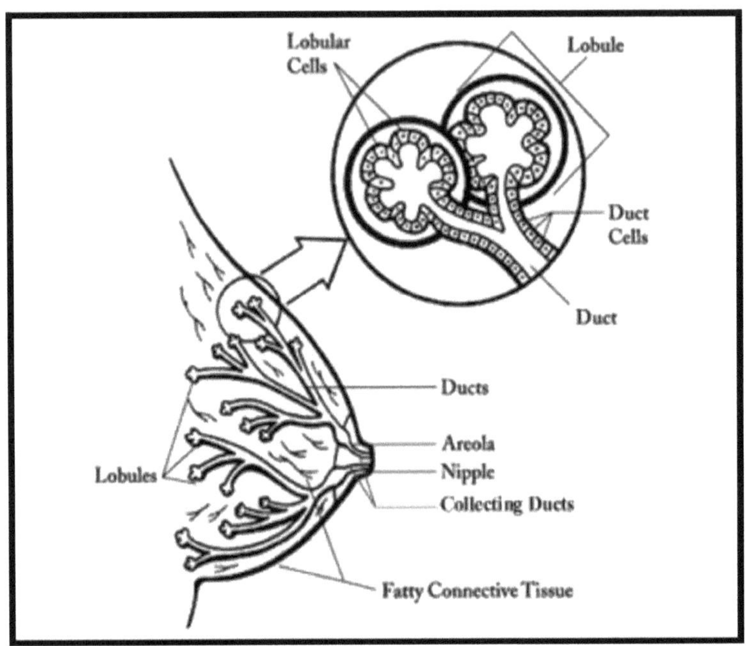

Figura 2-1: Caraterísticas anatómicas primárias da mama indicando os ductos e os lóbulos (Harvey *et al,* 1974).

2.1.3.1 Carcinoma Lobular In-Situ

O carcinoma lobular in situ (LCIS) tem origem nos elementos lobulares da mama. Por isso, só é observado nas mulheres, uma vez que os homens não têm unidades lobulares nos seus seios. O LCIS geralmente não é detetável macroscopicamente durante o exame físico e é frequentemente um achado microscópico incidental no tecido mamário removido por outro motivo. Nas amostras de biopsia efectuadas por anomalias benignas da mama, verificou-se que apenas 0,5% a 3,6% são LCIS (Winer *et al,* 2001). É mais comum em mulheres mais jovens, com 80% a 90% dos casos de LCIS a ocorrerem em mulheres na pré-menopausa (Winer *et al,* 2001). Além disso, o LCIS é aceite como uma lesão pré-maligna da mama, uma vez que um cancro invasivo pode desenvolver-se em qualquer parte da mama e mesmo na mama contralateral após o diagnóstico de LCIS. A bilateralidade e a multicentricidade são caraterísticas comuns do LCIS (Atalay, 2004).

2.1.3.2 Carcinoma Ductal In-Situ

O carcinoma ductal in situ (CDIS) é consideravelmente mais comum do que o seu homólogo LCIS e engloba um grupo heterogéneo de tumores (Malhotra *et al, 2010)*. O CDIS tem origem no epitélio ductal da mama e pode ser diagnosticado tanto em homens como em mulheres. Estas são as lesões precursoras do carcinoma ductal invasivo e, durante o seu curso natural, transformam-se na sua forma invasiva. O CDIS é caracterizado patologicamente por uma proliferação de células epiteliais presumivelmente malignas no interior do sistema ductal-lobular mamário sem evidência microscópica de invasão do estroma circundante (Atalay,2004). Contudo, o CDIS engloba um grupo heterogéneo de lesões patológicas que diferem no seu padrão de crescimento e caraterísticas citológicas. Tradicionalmente, o CDIS tem sido subclassificado com base nas caraterísticas arquitectónicas do tumor, o que deu origem a cinco subtipos bem reconhecidos: Comedo, Cribiforme, Micropapilar, Papilar e Sólido (Malhotra *et al,* 2010). O tipo comedo tem geralmente um aspeto citológico mais maligno e está mais frequentemente associado a invasão do que os outros tipos (Winer *et al,*2001).

2.1.3.3 Carcinoma Lobular Invasivo

À semelhança dos carcinomas in situ, os carcinomas invasivos são um grupo heterogéneo de tumores diferenciados em subtipos histológicos. Os principais tipos de tumores invasivos incluem os carcinomas ductal invasivo, lobular invasivo, ductal/lobular, mucinoso (coloide), tubular, medular e papilar (Malhotra *et al,* 2010). O carcinoma lobular invasivo constitui aproximadamente 10% dos cancros da mama. Quando comparados com o carcinoma ductal invasivo, têm geralmente uma propensão para a bilateralidade, multicentricidade e multifocalidade. As estratégias de tratamento utilizadas são semelhantes às utilizadas para o carcinoma ductal invasivo (Atalay, 2004). Além disso, o estádio da doença é o principal fator determinante do resultado e não o tipo histológico do tumor. Assim, no mesmo estádio, tanto os carcinomas ductais invasivos como os lobulares têm um prognóstico semelhante (Winer *et al.*2001).

2.1.3.4 Carcinoma Ductal Invasivo

O carcinoma ductal invasivo é o tipo mais comum de cancro da mama invasivo, representando 75-80% dos casos. Estas lesões são geralmente únicas e unilaterais. Os carcinomas ductais invasivos têm um prognóstico semelhante ao do carcinoma lobular invasivo quando diagnosticados na mesma fase (Atalay,2004).

2.1.3.5. Cancro da mama inflamatório

O cancro da mama inflamatório (CMI) é a forma mais letal de cancro da mama primário (classificação TNM T4) que atinge as mulheres jovens. A biologia da doença do CMI é complexa e investigações recentes introduziram novos factores celulares e moleculares que podem contribuir para a progressão do CMI. As investigações mostraram que as citocinas, as proteases e a infeção viral desempenham um papel crucial na progressão da doença do CMI (Mohamed *et al, 2013).* O CIN é uma forma rara e agressiva de cancro da mama invasivo que representa 2,5% de todos os casos de cancro da mama. Caracteriza-se por uma progressão rápida, metástases locais e à distância, idade mais jovem de início e menor sobrevivência global em comparação com outros cancros da mama. Historicamente, o CIN é uma doença letal com uma taxa de sobrevivência inferior a 5% quando tratado com cirurgia ou radioterapia. Devido à sua raridade, o CIN é muitas vezes incorretamente diagnosticado como mastite ou dermatite generalizada (Robertson *et al,* 2010). O cancro inflamatório causa, classicamente, covinhas na pele, como uma casca de laranja. Histologicamente, o CMI (tal como todos os cancros da mama), é mais frequentemente de origem ductal. A palavra "inflamatório" refere-se à forma como o cancro se apresenta, em vez de representar uma classe patológica distinta de cancro da mama. Trata-se de uma forma particularmente agressiva de cancro da mama. Existe uma teoria segundo a qual invade os canais linfáticos muito cedo, produzindo as caraterísticas clínicas inflamatórias clássicas (Gierach, 2006).

2.1.4 Estadiamento do cancro da mama

O estadiamento é o processo de determinar o crescimento e a extensão do cancro no corpo. O estádio do cancro é um dos factores mais importantes para o planeamento do tratamento e oferece uma visão do prognóstico. O estadiamento é também um meio normalizado de comunicação entre os profissionais de saúde e um método de comparação dos resultados da investigação sobre o cancro. Tal como acontece com a maioria dos cancros, o estadiamento do cancro da mama tem em consideração o tamanho do tumor (T), o número e a localização dos gânglios linfáticos metastáticos (N) e as metástases em órgãos distantes (M) (Greene *et al,* 2002). Os estádios I e II são designados por estádios iniciais, enquanto o estádio III designa o cancro da mama localmente avançado. O estádio I inclui doentes com tumores de dimensão inferior a 2 cm, sem qualquer gânglio linfático ou metástases à distância, enquanto os doentes do estádio II têm tumores de dimensão inferior a 5 cm com metástases nos gânglios linfáticos axilares e sem metástases à distância. A definição de cancro da mama localmente avançado é variável. As doentes com doença inoperável em estádio III B são sempre incluídas, ao passo que as doentes com doença em estádio III A ou metástases nos gânglios linfáticos supraclaviculares ou mesmo as doentes em estádio IIB são incluídas no grupo de doentes localmente avançadas em diferentes estudos. Entre os doentes em estádio localmente avançado, o estádio IIIA constitui os doentes com tumores < 5 cm, com disseminação para os gânglios linfáticos axilares ligados entre si ou com tumores > 5 cm e disseminação para os gânglios linfáticos axilares, enquanto o estádio IIIB inclui os doentes com invasão da pele ou do músculo subjacente, geralmente com edema ou ulceração da pele. Uma vez que a disseminação sistémica da doença é uma fonte de preocupação para as doentes com cancro da mama localmente avançado, a quimioterapia sistémica é utilizada como a principal modalidade de tratamento. O termo cancro da mama localmente avançado inclui um grupo heterogéneo de doentes, incluindo as que têm tumores negligenciados e de crescimento lento, bem como as que têm uma doença biologicamente agressiva. O cancro da mama localmente avançado é uma apresentação relativamente pouco frequente do cancro da mama nos países desenvolvidos, representando 5-20% dos casos (Hortobagyi, 1994). O estádio IV inclui o cancro da mama invasivo, em que o tumor se espalhou para além da mama, das axilas e dos gânglios linfáticos mamários internos. O tumor pode ter-se espalhado para os gânglios linfáticos supraclaviculares, pulmões, fígado, ossos ou cérebro (O'Grady, 1994).

2.2 Células tumorais circulantes (CTCs)

As células tumorais circulantes são definidas como células tumorais que circulam no sangue periférico dos doentes, provenientes quer do tumor primário quer de um local metastático. A presença de CTCs no sangue periférico de doentes com cancro foi reconhecida há mais de um século (Asworth, 2009). Os carcinomas disseminam-se no decurso de um processo com várias etapas, designado por cascata metastática, em que a entrada de células cancerígenas na circulação (formação do pool de CTC) é um evento central (Paterlini-Brechot *et al,* 2000; Mocellin *et al,* 2006), em que as CTC se separam do tumor principal, entram na corrente sanguínea e acabam por migrar para órgãos distantes para desenvolver tumores secundários (Chiang *et al,* 2008). Existem provas suficientes que indicam que a persistência destas células no sangue está muito provavelmente associada a uma recidiva metastática. Contudo, uma proporção destas células pode ser apoptótica e acabar por ser removida da circulação, e algumas destas células podem permanecer num estado dormente durante períodos indefinidos sem nunca resultar em metástases (Mehes *et al,*2001; Meng *et al,*2004).

Em doentes com cancro da mama, as metástases são a principal causa de mortalidade por cancro. Embora a taxa de sobrevivência tenha aumentado, graças à deteção precoce e à melhoria da terapêutica adjuvante, a ocorrência de metástases à distância continua a ser elevada. A recidiva à distância após tratamento local definitivo indica que pode haver uma disseminação não detectada do tumor na altura do tratamento local primário. Foi demonstrado que podem ser libertadas células do tumor em todas as fases da doença e que estas células podem permanecer na circulação do doente durante longos períodos após o tratamento inicial do tumor primário (Meng *et al,* 2004; Pachmann, 2005).

A deteção e enumeração de CTCs no cancro da mama foi estabelecida em vários estudos clínicos, mostrando uma correlação com a diminuição da sobrevivência livre de progressão (PFS) e da sobrevivência global (OS) no cancro da mama operável (Stathopoulou *et al,* 2002; Ignatiadis *et al, 2007)* e avançado (Cristofanilli *et al,* 2004). A deteção de CTCs no sangue periférico de doentes com cancro da mama inicial após quimioterapia também tem significado prognóstico (Xenidis *et al,* 2009). Foram e estão a ser continuamente desenvolvidas novas tecnologias com a sensibilidade e a reprodutibilidade necessárias para explorar ainda mais o potencial de diagnóstico das

CTC (Sleijfer *et al, 2007;* Pantel e Riethdorf, 2009). A análise das CTC poderá desempenhar um papel de "biópsia líquida", que permitirá aos médicos acompanhar as alterações do cancro ao longo do tempo e adaptar o tratamento (De Bono *et al,*2008; Scher *et al,*2009) e representa um novo e promissor campo de diagnóstico para doentes em fase avançada, uma vez que as plataformas de deteção de CTC sensíveis permitem monitorizar a doença e a eficácia do tratamento (De Bono *et al,*2008; Lianidou *et al,*2010). Foram utilizadas muitas técnicas para a deteção e caraterização de CTC, incluindo abordagens citológicas baseadas na análise de imagens; ensaios moleculares, baseados na análise de ácidos nucleicos em CTC; e ensaios de proteínas (Pantel *et al,*2009).

Os métodos moleculares para a deteção e enumeração de CTC baseiam-se no isolamento de ARN total de CTC viáveis e na subsequente amplificação por PCR de transcriptase reversa (RT-PCR) de alvos específicos tumorais ou epiteliais. Estes ensaios tiram partido da extrema sensibilidade e especificidade que podem ser alcançadas através da PCR. Para além do ARNm, as CTC já foram caracterizadas quanto à expressão de determinados ARNm que, nos últimos anos, têm sido revelados como reguladores-chave da expressão genética, uma vez que podem aumentar a expressão do seu ARNm alvo. Dado este papel crucial, não é surpreendente que a expressão de miRNAs no tecido tumoral primário esteja associada a resultados em vários estudos. No entanto, a determinação da expressão de miRNA na circulação periférica, associada a CTC ou como moléculas circulantes livres de células, tem provavelmente várias vantagens em relação à determinação em tecido tumoral primário, aumentando assim as potenciais aplicações da determinação de miRNA em oncologia (Wiemer, 2007; Vasudevan *et al, 2007).*

2.2.1 Metodologia analítica para a deteção de CTCs

2.2.1.1 Deteção de CTCs com base no ARNm

A deteção molecular de CTCs explora normalmente os mRNAs que são expressos em níveis elevados nas células tumorais como marcadores substitutos para as CTCs. Estes transcritos também são expressos em células sanguíneas normais, embora em níveis baixos, exigindo assim a determinação do nível sanguíneo normal mais elevado como limiar inferior para a deteção de CTC. A qRT-PCR permite a deteção quantitativa de mRNAs, o que é necessário para esta estratégia. Também permite a análise simultânea de vários marcadores em ensaios de marcadores múltiplos (Tjensvoll *et al,* 2010). Estes ensaios tiram partido da extrema sensibilidade e especificidade que podem ser alcançadas através da PCR. Além disso, são fáceis de executar e, em especial, os ensaios qRT-PCR podem ser facilmente automatizados e submetidos a sistemas de controlo de qualidade internos e externos. Uma das principais vantagens dos métodos moleculares é a flexibilidade que oferecem, especialmente para multiplexar estes ensaios e, assim, reduzir a quantidade de amostra necessária, o tempo e o custo da análise (Lianidou e Markou, 2011). Vários marcadores de ARNm podem ser úteis para a deteção de CTCs com base em RT-PCR. A quantificação destes mRNAs é essencial para distinguir a expressão normal no sangue da expressão devida à presença de CTCs. Poucos marcadores apresentam uma sensibilidade adequada individualmente, mas a combinação de marcadores pode produzir uma boa sensibilidade para a deteção de CTC (Xi *et al,*2007;Sieuwerts *et al,*2009). Atualmente, muitos ARNm são alvos de interesse a avaliar nas CTC de certos tipos de cancro, especialmente o cancro da mama, como se refere a seguir:

2.2.1.1.1 Mamaglobina **Humana** *(MGB1)*

Entre os numerosos marcadores moleculares atualmente investigados para a deteção indireta de micrometástases ocultas em doentes com cancro da mama, a expressão do ARNm do gene da mamaglobina humana *(hMAM* ou *MGB1)* é considerada uma das mais promissoras devido à sua elevada sensibilidade e especificidade (Lacroix, 2006). Este novo gene está localizado no cromossoma humano 11q13 e é um membro da família da secretoglobina 2A (SCGB2A). Entre os numerosos marcadores moleculares, foi reconhecido como uma glicoproteína associada às células epiteliais da mama, expressa em 93% dos casos de cancro da mama (Span *et al,*2004;Roncella *et al,*2006) e sobre-expressa em até 23% (Zach *et al,* 1999).

Este marcador é altamente específico e sensível, por si só ou em combinação com outros marcadores moleculares, numa variedade de ensaios RT-PCR multigénicos em tempo real no sangue periférico de doentes com células de cancro da mama e também em micrometástases de células de cancro da mama nos gânglios linfáticos (Weigelt *et al.* 2003; Ferrucci *et al*,2004). Num relatório em que se comparou a especificidade e a sensibilidade da expressão da mamoglobina 1, do recetor do fator de crescimento epidérmico *(EGFR)* e da citoqueratina 19 *(CK19)* como marcadores de CTC no sangue periférico de doentes com cancro da mama metastático, verificou-se que o ARNm da mamoglobina 1 era o marcador molecular mais específico para a disseminação hematogénica de células do cancro da mama (Grunewald *et al.,* 2000). Este marcador tem muitas funções ou actividades no corpo humano, como a atividade de ligação a proteínas e ácidos nucleicos, a atividade de recetor, a atividade de transdutor molecular e a atividade de regulador enzimático. A expressão do gene da mamaglobina não foi detectada no sangue periférico de voluntários saudáveis (Watson *et al.* 1999; Zach *et al.1999;* Zehentner e Carter,2004; Ring *et al,2005).* Também a expressão do ARNm da mamoglobina 1 humana no sangue periférico não foi detectada noutros cancros humanos (pulmão, ovário, etc.) (Suchy *et al.* 2000; Cerveira *et al.*2004). De um modo geral, existem outros resultados contraditórios quanto ao facto de o ARNm da mamoglobina 1 ser um marcador molecular importante para a deteção de células de carcinoma mamário ocultas no sangue periférico de doentes com cancro da mama operável (Ntoulia *et al.,* 2006).

2.2.1.1.2 Citoqueratina 19 (CK19)

A citoqueratina 19 é uma parte do citoesqueleto das células epiteliais que se sabe ser expressa em tumores epiteliais e em todos os cancros da mama (Chu e Weiss, 2002). Este gene está localizado no cromossoma humano 17q21.2 e tem uma sequência de 4,77 kb. A proteína codificada por este gene é um membro da família das queratinas. As queratinas são proteínas de filamento intermédio responsáveis pela integridade estrutural das células epiteliais e subdividem-se em citoqueratinas e queratinas capilares (Stathopoulou *et al,*2003).

Vários estudos demonstraram a importância prognóstica das CTC positivas para o ARNm *CK19* em doentes com cancro da mama operável (Stathopoulou *et al,* 2002; Xenidis *et al,* 2006) e foram então desenvolvidos ensaios qRT-PCR para o *ARNm*

CK19, que foram avaliados em termos de sensibilidade, especificidade e potencial clínico (Stathopoulou *et al,* 2003; Stathopoulou *et al,* 2003). Curiosamente, a expressão *de CK19* é o marcador único mais comum utilizado para a deteção, por RT-PCR, de células tumorais disseminadas (DTC) na medula óssea (BM) de doentes com cancro da mama. Foi referido que *a CK19* poderia ser o marcador superior para o cancro da mama (Visser *et al,* 2009), uma vez que é um componente do citoesqueleto presente em células epiteliais normais e cancerosas. Tem sido amplamente utilizada para a deteção de células de cancro da mama em tecidos mesenquimatosos e parece ser o marcador tumoral mais sensível e fiável em doentes com cancro da mama operável e metastático (Stathopoulou *et al,* 2003; Brown *et al,* 2006) e a deteção de CDT que expressam esta citoqueratina específica está correlacionada com um prognóstico desfavorável devido a recidiva metastática (Pantel *et al,* 2008). Por conseguinte, pode especular-se que *a CK19* não só é um marcador de células tumorais epiteliais, como também pode ter algumas funções biologicamente relevantes na disseminação metastática precoce. Tendo em conta a hipótese sobre o papel das células estaminais cancerígenas na disseminação metastática (Pantel *et al,2009),* é também interessante que *a CK19* tenha sido sugerida como um potencial marcador de células progenitoras estaminais da mama (Gudjonsson *et al,*2002; Petersen *et al,* 2003).

2.2.1.1.3 Mucina 1 (MUC1)

A Mucina 1 (MUC1) está localizada no cromossoma humano 1q21 e tem uma sequência de 4,4 kb. Este gene codifica uma proteína ligada à membrana que é um membro da família das mucinas. As mucinas são proteínas O-glicosiladas que desempenham um papel essencial na formação de barreiras mucosas protectoras nas superfícies epiteliais. Normalmente, a MUC1 é expressa nas células epiteliais glandulares ou luminais da glândula mamária, do esófago, do estômago, do duodeno, do pâncreas, do útero, da próstata e dos pulmões e, em menor grau, nas células hematopoiéticas (Chang, 2000; Gendler, 2001). Está ausente no epitélio da pele e nas células mesenquimatosas (Hanisch e Muller, 2000). Nos tecidos saudáveis, a MUC1 protege os epitélios subjacentes. O MUC1 glicosilado aberrantemente está sobre-expresso na maioria dos cancros epiteliais humanos e ganhou uma atenção notável como molécula oncogénica (Lau et al,2004), sendo também um marcador eficaz para as CTC do cancro da mama. Além disso, o MUC1 pode regular a expressão de miRNAs que favorecem as células estaminais cancerígenas (CSC) a permanecerem num estado desdiferenciado "semelhante a células estaminais". No adenocarcinoma da mama e em vários tumores epiteliais, o MUC1 está regulado positivamente com uma expressão aberrante em toda a superfície celular (Gendler e Spicer,1995; Hilkens et al,1995). O MUC1 é codificado por um gene localizado no cromossoma 1q21, uma região frequentemente alterada nas células do cancro da mama (MerloG. et al,1989). Por conseguinte, no cancro da mama, a expressão *do MUC1* é variável e está frequentemente sobreexpressa.

A regulação da expressão do MUC1 não está atualmente elucidada, mas a função do *MUC1* é evocada na adesão celular e nas metástases *(Mommers et al,1999; Walsh et al,2000).* Pensa-se que a sobre-expressão de MUC1 no cancro é causada por um aumento da dosagem do gene e do nível de transcrição e por uma perda da regulação pós-transcricional. Esta caraterística torna a proteína MUC1 valiosa como marcador no diagnóstico e prognóstico do cancro da mama (Zaretsky et al,1999).

2.2.1.2 Deteção de CTC com base em miRNAs

O isolamento e a subsequente caraterização das CTC proporcionam a oportunidade de contornar os problemas associados à obtenção de tecido metastático. As CTCs já foram caracterizadas quanto à amplificação de genes e aos níveis de expressão de proteínas específicas, mRNAs e miRNAs. A maioria dos estudos mediu os miRNAs no soro, plasma ou fração de exossomas do sangue, em vez de no sangue total. A utilização do soro ou do plasma elimina, na maior parte dos casos, o fundo leucocitário presente no sangue total, mas a maioria dos miRNAs medidos nestas fracções pode não ser realmente derivada de células epiteliais circulantes (Mitchell *et al,* 2008) e os padrões de expressão dos miRNAs celulares podem diferir dos padrões dos miRNAs libertados no sangue (Chen *et al,* 2008). Estes estudos suscitaram a preocupação de que os miRNAs livres de células em circulação podem não refletir de forma fiável o perfil de miRNA do tecido tumoral metastático ou primário, indicando que seria preferível medir os miRNAs associados às CTC. Estão a ser envidados esforços para desenvolver um método de isolamento de CTC que forneça uma fração de CTC mais pura para análise a jusante. A obtenção de uma maior pureza da fração de CTC enriquecida através de técnicas de isolamento de CTC mais específicas eliminaria a necessidade de medir apenas genes e miRNAs específicos do epitélio (Mostert *et al,* 2011). O desenvolvimento de métodos de enriquecimento que proporcionem uma fração de CTC mais pura simplificaria provavelmente a medição de miRNAs associados a CTC. Devido ao baixo número de CTC em circulação (Allard *et al,*2004), poderão ser necessárias técnicas de isolamento de ARN mais sensíveis e de pré-amplificação imparcial. Alguns estudos analisaram a relevância clínica dos miRNAs circulantes no sangue periférico para o diagnóstico e o prognóstico e demonstraram o potencial dos ácidos nucleicos circulantes no sangue total, no soro e no plasma para actuarem como novos biomarcadores não invasivos para o diagnóstico precoce de vários cancros e outras doenças (Chen *et al,2008;* Mitchell *et al,*2008). Em particular, Mitchell *et al.* (2008) mostraram claramente que os miRNAs circulantes provêm de tecidos cancerosos e estão protegidos da atividade da RNase endógena, o que reflecte o potencial dos miRNAs circulantes para servirem de candidatos a biomarcadores circulantes do cancro. A tecnologia de microarray de miRNA, qRT-PCR de miRNA e sequenciação de nova geração (NGS) tem sido utilizada para rastrear miRNAs circulantes e gerar assinaturas de miRNA a partir de fluidos corporais. qRT-PCR é um método popular para a quantificação da expressão genética de miRNA (Schmittgen *et al,*2008).

2.2.1.2.1 biologia do miRNA

Os miRNAs são uma classe de pequenas moléculas conservadas de RNA não codificante, com 17-25 nucleótidos de comprimento. Desde a sua descoberta em 1993 (Lee *et al,1993),* os miRNAs têm demonstrado desempenhar um papel importante na regulação da expressão genética, quer reprimindo a tradução, quer provocando a degradação de vários mRNAs alvo (Ambros, 2004; Mattick e Makunin, 2006). As espécies de miRNA representam 1%-3% do genoma dos mamíferos (Bartel, 2004). Os transcritos de miRNA são gerados a partir dos precursores de stem-loop transcritos pela RNA polimerase II para formar o miRNA precursor primário (pri-miRNA). Os pri-miRNAs contêm inicialmente uma estrutura de capa na extremidade 5' e uma cauda de poli(A) 3' (Kim,2005; Wiemer,2007). Estes pri-miRNAs são subsequentemente clivados por um complexo formado pela enzima RNAse III Drosha e pelo seu parceiro de ligação DGCR8 (DiGeorge syndrome critical region 8) ou Pasha em miRNAs precursores (pré-miRNAs). Estes pré-miRNAs têm 70-90 nucleótidos de comprimento e têm uma estrutura imperfeita em forma de laço em espiral. São transportados para o citoplasma pela Exportina 5, onde os precursores em forma de grampo são clivados por um complexo formado pela enzima Dicer (RNAse III) e pelo seu parceiro de ligação TRBP (proteína de ligação do ARN de resposta trans-activadora do VIH-1), dando origem a um pequeno duplex de ARN de cadeia dupla (dsRNA) que contém a cadeia do miRNA maduro e a sua cadeia complementar. A cadeia de miRNA maduro é então incorporada num complexo de silenciamento induzido por RNA (RISC), que inibe a função do seu mRNA alvo através da degradação do mRNA ou, mais frequentemente, através da repressão translacional após a ligação do RISC ao mRNA alvo (Wiemer, 2007; Vasudevan *et al,* 2007).

2.2.1.2.2 Função do miRNA

Estima-se que os miRNAs regulem até 30% de todos os genes codificadores de proteínas (Miranda *et al,* 2006). Os miRNAs regulam a expressão genética pós-transcricional de uma forma sequencialmente específica, reconhecendo o seu alvo de mRNA com a extremidade 5' da cadeia de miRNA madura, que é frequentemente referida como a "sequência-semente" (Bartel,2004). Após o reconhecimento do mRNA alvo, a regulação da expressão génica pode ocorrer através de dois mecanismos diferentes, dependendo da complementaridade da sequência do miRNA com o seu mRNA alvo. Quando existe uma homologia perfeita de bases complementares entre o miRNA e o mRNA, é induzida a via de interferência mediada por RNA, que leva à clivagem do mRNA pelo Argonauta, presente no complexo RISC. Quando ocorre uma ligação imperfeita a sequências parcialmente complementares na região 3' não traduzida dos mRNAs alvo, o que é mais frequente do que uma ligação perfeita, o mRNA alvo é regulado pela repressão da tradução da proteína. Consequentemente, as proteínas são reguladas por miRNAs sem afetar significativamente os níveis de expressão do mRNA correspondente. Estes conhecimentos sublinham a necessidade de combinar dados de ARNm e de ARNm para criar melhores modelos de previsão e de prognóstico (Bartel, 2004).

2.2.1.2.3 miRNAs e cancro

Suspeitou-se inicialmente do papel dos miRNAs no cancro com base na observação de que os miRNAs controlavam aspectos da proliferação celular e da apoptose em *C. elegans* e *Drosophila* (Brennecke *et al,* 2003). Os genes dos miRNAs estavam localizados em locais frágeis do genoma, que são frequentemente amplificados ou eliminados em cancros humanos (Calin *et al,* 2004) e noutras doenças genéticas, como a síndrome do X frágil. Geralmente, os genes que codificam miRNAs localizados em regiões cromossómicas amplificadas em cancros funcionam como oncogenes, enquanto os genes eliminados em cancros podem atuar como supressores de tumores. A expressão de vários miRNAs tem sido referida como estando diferencialmente alterada numa variedade de tipos de tumores, sugerindo o seu envolvimento direto na oncogénese (Esquela-Kerscher e Slack,2006; Szafranska *et al,* 2007). Foram identificados perfis de expressão de miRNAs desregulados em muitos cancros humanos, utilizando diferentes técnicas de caraterização de miRNAs. Os miRNAs têm sido associados à embriogénese e à manutenção de células estaminais (Bernstein *et al, 2003),* à diferenciação de células estaminais hematopoiéticas (Chen *et al,* 2004) e a cancros (Sassen *et al,* 2008).

As alterações na síntese de miRNA nos cancros humanos estão frequentemente relacionadas com o desenvolvimento, a progressão e a metástase do tumor. Existe a hipótese de que a síntese desregulada de microRNAs, que por sua vez regulam a síntese de proteínas, é um dos factores mais importantes que contribuem para o desenvolvimento do cancro (Garzon *et al,* 2006; Hammond, 2006).

Pensa-se que os miRNAs com expressão aumentada nos tumores funcionam como oncogenes e são designados por oncomirs. Estes oncomirs inibem negativamente os genes supressores de tumores e/ou os que controlam a diferenciação celular ou a apoptose, promovendo assim o desenvolvimento do tumor. Em contrapartida, alguns miRNAs apresentam uma expressão reduzida nas células cancerosas e são considerados genes supressores de tumores (Wiemer, 2007).

2.2.1.2.4 miRNAs e cancro da mama

Embora ao longo das décadas tenha sido efectuada uma investigação aprofundada sobre os mecanismos moleculares envolvidos no cancro da mama, continuam a existir desafios no diagnóstico precoce e no tratamento de doentes com cancro da mama, tais como a resposta imprevisível e o desenvolvimento de resistência a terapias adjuvantes. Desde que a desregulação dos miRNAs no cancro da mama foi relatada pela primeira vez em 2005 (Iorio *et al,* 2005), têm sido realizados muitos estudos sobre a expressão de vários miRNAs e o seu papel no cancro da mama. Os estudos de perfil de miRNA levaram à identificação de miRNAs que são expressos de forma aberrante no cancro da mama humano, sendo os miR-10b, miR-125b e miR-145 regulados negativamente e os miR-21 e miR-155 regulados positivamente. Estudos mais recentes não só identificaram alvos a jusante dos miRNA, como também associaram a expressão de determinados miRNA a informações prognósticas. Os estudos de expressão de miRNA no cancro da mama também revelaram a importância e a potencial utilização na classificação de tumores e num melhor prognóstico (Iorio *et al,*2005). Foram identificados 29 miRNAs com expressão diferencial quando se comparou o tecido do cancro da mama com o normal, e um subconjunto de 15 miRNAs pôde ser utilizado para discriminar o tumor do normal. Além disso, a expressão de miRNA correlacionou-se com caraterísticas clinicopatológicas, como a expressão do recetor de estrogénio (ER) e do recetor de progestrona (PR) *(miR-30)* e o estádio do tumor *(miR-213* e *miR-203).* A expressão diferencial de várias isoformas de *let-7* foi associada a caraterísticas clinicopatológicas, incluindo o estado de PR *(let-7c),* metástases nos gânglios linfáticos *(let-7f, let-7a)* ou índice de proliferação elevado *(let- 70, let-7d)* em amostras de tumores (Heneghan *et al,*2010). Curiosamente, foram identificados conjuntos únicos de miRNAs associados a cancros da mama atualmente definidos pelo seu estado de recetor 2 do fator de crescimento epidérmico humano (*HER2/wew*) ou ER/PR (Mattie *et al,*2006).

O papel funcional dos miRNAs na iniciação e progressão do tumor tem sido o ponto focal desde a descoberta do papel do miR-10b na invasão e metástase do cancro da mama (Ma *et al,* 2007). O estudo indica que o miR-10b está regulado positivamente na promoção da invasão e das metástases, enquanto que está regulado negativamente na maioria dos cancros da mama em comparação com o controlo normal (Iorio *et al,* 2005). Curiosamente, o miR-10b pode não ter um efeito sobre a proliferação devido ao facto de uma sobre-expressão de quase 50% nos cancros da mama metastáticos em comparação com a baixa expressão na maioria dos cancros da mama. Em vez disso, está principalmente envolvido na invasão e metástase do cancro da mama, o que é validado pelo ensaio de migração e invasão (Ma *et al,* 2007). Estes resultados demonstram que o miR-10b pode conferir propriedades invasivas específicas apenas às células metastáticas, uma vez que se encontra ubiquamente desregulado nas células primárias do cancro da mama. Foi referido que as células MDA-MB-231 transfectadas com lentivírus-miR-106b têm um maior potencial de invasão e migração, o que sugere que o miR-106b pode desempenhar um papel na metástase do cancro da mama (Pan *et al,* 2009). Além disso, o miR-9, regulado positivamente nas células do cancro da mama, tem como alvo direto o *CDH1,* o mRNA que codifica a E-caderina, levando a um aumento da motilidade e da invasividade das células (Ma *et al,* 2010). Curiosamente, o miR-378 foi identificado como um interrutor molecular na via bioenergética das células cancerosas, conhecida como efeito Warburg, ao regular a expressão do gene B2 do eritroblasto (ERBB2) (Eichner *et al,* 2010). Por outro lado, o aumento da expressão de alguns miRNAs supressores de tumores pode impedir a progressão dos tumores da mama (Lowery *et al,* 2008). Por exemplo, a expressão do miR-127 supressor de tumores pode regular negativamente a expressão do proto-oncogene BCL6, um potencial alvo do miR-127 (Saito *et al,* 2006).

2.2.1.2.5 Valor diagnóstico dos miRNAs circulantes no cancro da mama

Os biomarcadores ideais de tumores devem ser específicos, sensíveis e proporcionais à carga tumoral. Os primeiros estudos demonstraram claramente que os miRNAs circulantes e os miRNAs tecidulares satisfazem estes critérios. De forma favorável, a eficácia dos miRNAs como biomarcadores para rastrear o tecido de origem de cancros de origem primária desconhecida foi demonstrada em 400 amostras de 22 tecidos tumorais e metástases diferentes, incluídas em parafina e congeladas (Rosenfeld *et al,*2008). Desde a descoberta de miRNAs circulantes no soro e no plasma e da correlação entre o perfil de expressão dos miRNAs circulantes e o miRNA do tecido tumoral, foram envidados enormes esforços para identificar novos biomarcadores não invasivos baseados em miRNA circulantes para a deteção precoce de tumores, o diagnóstico e o prognóstico.

No que diz respeito ao cancro da mama, os desafios actuais no tratamento do cancro da mama incluem a procura contínua de marcadores sensíveis minimamente invasivos que possam ser explorados para detetar alterações neoplásicas precoces, facilitando assim a deteção do cancro da mama numa fase inicial, bem como para monitorizar a evolução das doentes com cancro da mama e a sua resposta aos tratamentos. Os biomarcadores existentes para o cancro da mama têm muitas deficiências inerentes (Taplin *et al,* 2008). Apenas dois marcadores foram estabelecidos para a avaliação de rotina do cancro da mama: ER (para prever a resposta a terapias endócrinas) e HER2 (para prever a resposta ao Trastuzumab) (Thompson *et al,* 2008). Embora estes marcadores estejam disponíveis, a avaliação do RE e do HER2 está longe de ser perfeita (Piccart-Gebhart *et al,*2005).

Vários marcadores tumorais circulantes, como o antigénio carcinoembrionário (CEA) e o antigénio de hidratos de carbono 15-3 (CA 15-3), são utilizados clinicamente no tratamento do cancro da mama, mas a sensibilidade destes marcadores é baixa, pelo que não são úteis como ferramentas de rastreio (Harris *et al.,* 2007), embora sejam utilizados há muito tempo como marcadores de prognóstico e para monitorizar a progressão ou a recorrência da doença. Apesar da sua utilização frequente, o CEA e o CA 15.3 continuam a ser marcadores fracos para a doença em fase inicial, com uma sensibilidade pré-operatória documentada de apenas 9,11 e 5,36, respetivamente, tal como documentado por Uehara *et al.* (2008).

O biomarcador ideal deve ser facilmente acessível, de modo a poder ser recolhido de forma relativamente não invasiva, suficientemente sensível para detetar a presença precoce de tumores em quase todos os doentes e ausente ou mínima em indivíduos saudáveis sem tumores. Há também uma grande necessidade de identificar marcadores sensíveis, fiáveis e aceitáveis de resposta a terapias neoadjuvantes e adjuvantes. Os miRNAs têm um enorme potencial para servir como uma classe ideal de biomarcadores do cancro por muitas razões: sabe-se que a expressão dos miRNAs é aberrante no cancro, os perfis de expressão dos miRNAs são específicos dos tecidos e os miRNAs são moléculas notavelmente estáveis que demonstraram estar bem preservadas em tecidos fixados em formalina e incluídos em parafina, bem como em amostras frescas congeladas (Xi *et al,* 2007; Li *et al,* 2007).

O reconhecimento da excecional estabilidade dos miRNAs no tecido visceral instigou muito recentemente os esforços para determinar se os miRNAs também eram preservados, detectáveis e quantificáveis na circulação e noutros fluidos corporais (urina, saliva, etc.). A presença de miRNA no soro foi descrita pela primeira vez em 2008, em doentes com linfoma difuso de grandes células B (Lawrie *et al,* 2008). Posteriormente, um pequeno número de estudos relatou de forma semelhante a presença de miRNA na circulação e o seu potencial para utilização como novos biomarcadores de doenças e estados fisiológicos, incluindo malignidade, diabetes mellitus e gravidez (Mitchell *et al,* 2008; Gilad *et al,* 2008). No entanto, estes estudos têm sido limitados por um número reduzido e por inconsistências nas metodologias (Chin e Slack, 2008). Este conceito necessita de uma investigação alargada para validar a teoria. Exemplos específicos deste miRNA que são utilizados neste domínio como potenciais ferramentas de diagnóstico e prognóstico *são o miR-let-7a* e *o miR-195,* como se refere a seguir:

2.2.1.2.5.1 *microRNA-195 (miR-195)*

O miR-195 foi inicialmente previsto com base na homologia com um miRNA verificado no rato e, mais tarde, foi demonstrada a sua existência em seres humanos. Alguns estudos demonstraram que a expressão *do miR-195* está diminuída, em relação ao tecido não maligno, em muitos tumores sólidos, incluindo o cancro da bexiga, o cancro gástrico, o cancro colorrectal e o carcinoma hepatocelular. No entanto, a expressão *do miR-195* está aumentada nos adenomas adrenocorticais e no cancro da mama. Por conseguinte, *o miR-195* pode apresentar papéis pró-proliferativos ou pró-apoptóticos em condições fisiológicas específicas e em diferentes tipos de cancros (Luo *et al.*, 2014).

O *miR-195* com o *miR-497* é um agrupamento de miRNA altamente conservado localizado no cromossoma 17p13.1 (Iorio *et al, 2008).* Vários estudos concluíram que *o miR-195* estava significativamente desregulado em tecidos e linhas celulares de cancro da mama. Foi inicialmente referido que *o miR-195* estava regulado positivamente na hipertrofia cardíaca e que a sua sobreexpressão conduzia a um crescimento patológico do coração e a insuficiência cardíaca em ratinhos transgénicos (Van Rooij *et al,* 2006). Verificou-se que *o miR-195* estava desregulado numa variedade de cancros, incluindo cancro gástrico, cancro do fígado, cancro da bexiga e cancro adrenocortical (Guo *et al,* 2009; Soon *et al,* 2009).

A introdução do *miR-195* suprimiu significativamente a formação de colónias *in vitro* e o desenvolvimento de tumores em ratinhos nus (Xu *et al,* 2009). Alguns estudos sugerem que tanto *o miR-195* como *o miR-497* foram significativamente desregulados no cancro da mama e que foram regulados por um mecanismo comum de metilação CpG a montante dos promotores *do miR-195* (Li *et al,* 2010). Alguns estudos mostraram que certos genes de miRNA, como *miR-1, miR-127, miR-148a* e *miR-34b/c,* contêm CpGs susceptíveis de metilação do ADN para diminuir a sua expressão (Saito *et al,* 2006; Datta *et al,* 2008). Para além da metilação do ADN, a inativação do p53 ou a deleção genética podem levar à desregulação do miRNA (Raver-Shapira *et al,*2007). Em doentes com leucemia linfocítica crónica, a deleção do cromossoma 17p pode influenciar um conjunto de miRNAs, como o *miR-21* e *o miR-34a* (Zenz *et al,*2009). Além disso, a expressão forçada do *miR-195* teve um efeito semelhante na supressão da proliferação das células do cancro da mama, bloqueou a progressão do ciclo celular G1 e induziu a apoptose. Este resultado sugere que *o miR-195* tem efeitos semelhantes para desempenhar um papel supressor de tumores no cancro da mama através do mesmo grupo de regulação de genes. Além disso, foi previsto e confirmado que *o Raf-1* é um novo alvo do *miR-195.* Verificou-se que *o Raf-1* se encontra sobre-expresso ou sobreactivado numa variedade de cancros, incluindo o carcinoma de células renais, o carcinoma hepatocelular, o cancro do pulmão de células não pequenas, o melanoma e o carcinoma papilar da tiroide (Gollob *et al,* 2006). Verificou-se que *Raf-1* é um alvo de *miR-7* e *miR-125b* (Hofmann *et al,2009;* Webster *et al,*2009). No cancro da mama, *o miR-125b* pode ter como alvo a mesma região do *c-Raf-1* (Hofmann *et al,*2009). Além disso, *o Raf-1* foi identificado como um alvo direto do *miR-7* em várias linhas celulares cancerosas, incluindo o cancro da mama (Webster *et al,* 2009). Seria interessante testar se este novo mecanismo de regulação do *miR-195* no cancro da mama e o seu alvo comum, o *Raf-1*, podem também ser alargados a outros cancros humanos.

2.2.1.2.5.2 *microRNA-let 7a (miR-let 7a)*

A família *let-7* é um dos primeiros miRNAs supressores de tumores a ser identificado. A família *let-7* é composta por 13 membros em humanos, com funções sobrepostas e distintas (Pasquinelli *et al,2000;* Bussing *et al,*2008). Regulam negativamente a expressão dos genes-alvo através da repressão da tradução ou da clivagem do ARNm, de uma forma específica da sequência (Roush e Slack, 2008; Boyerinas *et al,* 2010). O papel de *let-7* no cancro foi descoberto pela primeira vez quando se verificou que a família *let-7* regulava negativamente o gene *RAS* em *Caenorhabditis elegans*, ligando-se a múltiplos sítios complementares de *let-7* na sua região *3'* não traduzida. Além disso, tendo-se verificado que a expressão de *let-7* é mais baixa nos tumores pulmonares do que no tecido pulmonar normal, ao passo que a proteína RAS é significativamente mais elevada nos tumores pulmonares, foi proposto que *let-7* é um gene supressor de tumores (Johnson *et al,* 2005), o que é consistente com observações clínicas anteriores no cancro do pulmão (Takamizawa *et al,* 2004; Boyerinas *et al,* 2010). A expressão reduzida de *let-7* tem sido associada a uma menor sobrevivência pós-operatória em doentes com cancro (Nair *et al,*2012), e a expressão forçada de membros da família *let-7* é capaz de suprimir o crescimento tumoral tanto *in vitro* como *in vivo* (Bussing *et al,*2008;). A função inibitória da família *let-7* no cancro foi corroborada por vários grupos e em vários tipos de tumores (Takamizawa *et al,*2004;Boyerinas *et al,*2010). *let-7* provavelmente desempenha estas funções tendo como alvo vários genes. *O let-7* inibe muitas proteínas oncogénicas bem caracterizadas, tais como *KRAS* (Yu *et al,* 2007; Kumar *et al,* 2008), *HRAS* (Yu *et al,* 2007; Kumar *et al,* 2008), *HMGA2* (Kumar *et al,* 2008; Peng *et al,* 2008) e genes de ciclina (Schultz *et al,* 2008; Johnson *et al,* 2007). Uma revisão sistemática de 43 estudos publicados mostra que o *let-7* é o miRNA mais frequente e significativamente associado a resultados clínicos em doentes com cancro. Além disso, a terapia de substituição *do let-7* baseada em nanopartículas foi testada com sucesso em modelos animais pré-clínicos de cancro (Esquela-Kerscher e Slack, 2006; Trang *et al, 2010*; Trang *et al,* 2011). A supressão da maturação de *let-7* por LIN28 é mediada por TUTase, que é um alvo fácil para a inibição farmacológica por pequenos compostos químicos (Viswanathan e Daley 2010). Por conseguinte, a caraterização da função da família *let-7* no cancro representa uma grande oportunidade para desenvolver biomarcadores robustos e novas estratégias terapêuticas para esta doença. No cancro da mama, a expressão de várias isoformas *let-7* foi associada a caraterísticas biopatológicas, incluindo o estado PR *(let-7c),* metástases nos gânglios linfáticos *(let-7f, let-7a)* ou um elevado índice de proliferação *(let-7c, let-7d)* em amostras de tumores (Heneghan *et al,*2010).

Capítulo 3. Sujeitos, materiais e métodos

3.1 Temas

Este estudo foi realizado de março de 2012 a setembro de 2013 num total de 85 indivíduos, incluindo 55 doentes com cancro da mama, 10 doentes com tumores benignos da mama e 20 controlos aparentemente saudáveis.

3.1.1: Doentes

Cinquenta e cinco doentes com Carcinoma Ductal Invasivo, após exame citopatológico (aspiração por agulha fina - FNA) e histopatológico, apresentaram-se em dois hospitais (incluindo o National Center for Early Detection of Tumors/ Baghdad Medical City e o Al-Elweya Teaching Hospital). As informações necessárias sobre os doentes e as propriedades histopatológicas dos tumores foram registadas nos processos dos doentes. Todos os doentes foram diagnosticados recentemente (antes da cirurgia, sem quimioterapia ou radioterapia) e pertenciam a diferentes estádios da doença, a diferentes grupos etários (24 - 70 anos) e a diferentes residências geográficas. Todos os casos foram submetidos a estudo molecular. A preservação das amostras com TRIzol foi efectuada no laboratório de Genética do Centro Nacional de Deteção Precoce de Tumores na Cidade Médica de Bagdade, enquanto a extração de ARN, a transcrição reversa e a PCR em tempo real foram efectuadas na Unidade de Oncologia Molecular do Guy's Hospital - Kings College London / Reino Unido.

3.1.2 Controlo

Vinte mulheres aparentemente saudáveis com idades diferentes (24-60 anos) e 10 mulheres com tumores benignos da mama recentemente diagnosticados (29-55 anos) serviram de grupo de controlo.

3.2 Parâmetros investigados

Os doentes e os indivíduos de controlo foram investigados relativamente a um painel de genes constituído por *MGB1, CK19, MUC1, microRNA-195* e *microRNA-let 7a.*

3.3 Materiais

3.3.1 Equipamento

Os equipamentos gerais utilizados neste estudo estão listados na tabela (3-1).

Quadro 3 -1: Equipamento utilizado no estudo

Equipment	Company	Country
7900 HT Fast Real-time PCR	Applied Biosystem	USA
96-well plate (PCR)	Applied Biosystem	
Automatic Micropipette	GILSON	FRANCE
Centrifuge (Minispin)	Thermo	UK
Electronic Balance	AND	JAPAN
Electrophoresis power supply	VWR	UK
Eppendorf tube (2.0,1.5,0.5 ml)	STAR LAB	UK
Fixed micropipette tips(10,20,100, 200,1000 µl)	STAR LAB	
Gel electrophoresis apparatus	JENCONS	UK
Circulaire 650 hood	Thermo	UK
LABOFUGE 400 R Centrifuge	Thermo	
Macrowave	SAMSUNG	KOREA
Magnetic stirrer with hot plat	Gallenkamp	UK
Multispectral imaging system	Biospectrum	USA
Refrigerator	Hitachi	Japan
Spiner	VWR	USA
Thermal Cycler (PCR machine)	TECHNE	USA
Thermal cycler (DNA incubator)	VWR	USA
UV transilluminator	VWR	
Vortex	VWR	

3.3.2 Reagentes e produtos químicos

Tabela 3-2: Os reagentes e produtos químicos utilizados no estudo.

Chemicals	**Sources**	**Country**
50X TBE buffer	Applichem Gmbh	GERMANY
Absolute ethanol	SIGMA-ALDRICH	USA
Agarose	Melford	UK
DNA ladder	Fermantas	UK
Hot star Taq Master Mix	QIAGEN	GERMANY
Ethidium bromide	SIGMA	USA
Isopropanol	SIGMA-ALDRICH	USA
Orange G loading buffer	SIGMA	USA
Primers	Eurogentec	BELGIUM
TaqMan MicroRNA Reverse Transcription Kit	Applied Biosystem	USA
TaqMan Universal PCR Master Mix II with UNG.	Applied Biosystem	USA
TRIzol LS Reagent	Applied Biosystem	USA

3.3.3 Kits utilizados no estudo

3.3.3.1 Kits de ensaios de microRNA TaqMan

Ensaio TaqMan hsa-miR-195

O ensaio inclui:

- Um tubo que contém o iniciador RT específico para hsa-miR-195.
- Um tubo contendo uma mistura de:

- iniciador forward PCR específico para hsa-miR-195.
- iniciador de PCR reversa específico para hsa-miR-195.
- Sonda TaqMan® MGB específica para hsa-miR-195.

Ensaio TaqMan hsa-let 7 a

O ensaio inclui:

- Um tubo contendo o iniciador RT específico para hsa-let-7a.
- Um tubo contendo uma mistura de:

- iniciador forward PCR específico para hsa-let 7 a.
- iniciador de PCR reversa específico para hsa-let 7a.
- Sonda TaqMan® MGB específica para hsa-let 7a.

Ensaio TaqMan hsa-miR-16 (controlo endógeno)

O ensaio inclui:

- Um tubo que contém o iniciador RT específico para hsa-miR-16.
- Um tubo contendo uma mistura de:

- iniciador de PCR direto específico do hsa-miR-16.
- iniciador de PCR reversa específico para hsa-miR-16.
- Sonda TaqMan® MGB específica para hsa-miR-16.

3.3.3.2 Kit de transcrição reversa TaqMan MicroRNA

O kit inclui:

Components
100mM dNTPs (with dTTP)
MultiScribe™ Reverse Transcriptase, 50 U/μl
10× Reverse Transcription Buffer
RNase Inhibitor, 20 U/μl

3.3.3.3 Kit de Transcrição Reversa de cDNA de Alta Capacidade, 200 Reacções

O kit inclui:

Components	Quantity
10× RT Buffer, 1.0 ml	1 tube
10× RT Random Primers, 1.0 ml	1 tube
25× dNTP Mix (100 mM)	1 tube, 0.2 ml
MultiScribe™ Reverse Transcriptase, 50 U/μl	2 tubes, 0.1 ml
RNase Inhibitor, 100 μl	2 tubes

3.4 Métodos

3.4.1 Amostragem de sangue

Cinquenta e cinco doentes do sexo feminino com cancro da mama não tratado de dois hospitais foram incluídas neste estudo. O sangue periférico foi recolhido das doentes antes da cirurgia e da quimioterapia ou radioterapia. Além disso, o sangue periférico de voluntárias saudáveis e de doentes do sexo feminino com tumor da mama de bengala foi utilizado como controlo. A distribuição etária foi semelhante nos grupos de pessoas normais e de doentes. Foram retirados dois ml de sangue total para um tubo com EDTA e submetidos a um procedimento de conservação.

3.4.2 Conservação de amostras com reagente TRIzol

De cada amostra de sangue, foram aliquotadas duas (0,5 ml) amostras de sangue, cada alíquota de 0,5 ml foi preservada como amostra de sangue total, que foi centrifugada a 1.000 xg durante 5 min. a 4 C°, seguida da remoção do sobrenadante e da adição de 100μl de tampão fosfato salino (PBS) contendo 5% de Triton X-100, agitada em vórtex para ser homogeneizada, 0,75 ml de TRIzol adicionado a cada amostra (numa proporção de 3 TRIzol :1 volume de amostra) e as amostras foram mantidas a -80 C°.

3.4.3 Extração de ARN total com TRIzol

O ARN total do cancro da mama, dos tumores benignos e das amostras de controlo saudáveis foi extraído utilizando o reagente TRIzol® LS, seguindo o protocolo fornecido pelo fabricante.

3.4.3.1 Separação de fases

1- A amostra de sangue homogeneizada foi incubada durante 5 minutos à temperatura ambiente para dissociação completa do complexo nucleoproteína.

2- Foi adicionado um volume de 0,2 ml de clorofórmio por 0,75 ml de reagente TRIzol LS. O tubo foi agitado vigorosamente com a mão durante 15 segundos e incubado durante 2-15 minutos à temperatura ambiente.

3- A amostra foi centrifugada a 12.000 x *g* durante 15 minutos a 4°C.

A mistura foi separada numa fase inferior vermelha de fenol-clorofórmio, uma interfase e uma fase superior aquosa incolor. O ARN permanece exclusivamente na fase aquosa (a fase aquosa superior corresponde a ~70% do volume inicial do reagente TRIzol® LS utilizado para a homogeneização).

4- A fase aquosa da amostra foi transferida (inclinando o tubo a 45° e pipetando a solução para fora) para um novo tubo de microcentrifugação de 1,5 ml e submetida ao procedimento de isolamento do ARN.

3.4.3.2 Procedimento de isolamento do ARN

3.4.3.2.1 Precipitação de ARN

1- Adicionou-se um volume de 0,5 ml de isopropanol absoluto à fase aquosa e o tubo foi incubado a -20C° durante 1 hora.

2- O tubo foi centrifugado a 12.000 x *g* durante 10 minutos a 4°C.

3.4.3.2.2 Lavagem e ressuspensão do ARN

1- O sobrenadante foi retirado cuidadosamente do tubo.

2- O sedimento de ARN foi lavado com 1 ml de etanol a 75% por 0,75 ml de reagente TRIzol LS utilizado para a homogeneização inicial e agitado em vórtice.

3- Centrifugado a 7500 g durante 5 min. a 4°C e o sobrenadante foi descartado.

4- O sedimento de ARN foi seco ao ar durante 5-10 minutos.

5- O sedimento de ARN foi ressuspendido em água sem RNase, passando a solução várias vezes para cima e para baixo através de uma ponta de pipeta.

6- Incubar num banho de água ou num bloco de aquecimento a 55-60°C durante 10-15 minutos.

7- O ARN total foi armazenado a -70°C.

3.4.4 Síntese de cDNA para mRNA

Um ARN total (15pl) foi transcrito reversamente para ADN complementar (cADN) utilizando o High-Capacity cDNA Reverse Transcription Kit. O procedimento foi efectuado num volume de reação de 20 µl, de acordo com as instruções do fabricante.

A-Preparação da mistura principal 2X RT.

1 - Os componentes do kit foram deixados a descongelar em gelo

2- O volume dos componentes necessários para preparar o número necessário de reacções foi calculado de acordo com a tabela abaixo. (a mistura principal RT foi preparada em gelo).

Components	Volume(μl)\Reaction
10X RT Buffer	2.0
25X dNTP Mix (100mM)	0.8
10X RT Random Primers	0.2
MultiScribe Reverse Transcriptase	1.0
RNase Inhibitor	1.0
Total per reaction	5.0

3- A mistura principal RT 2X foi colocada em gelo e misturada suavemente.

B-A preparação da reação de transcrição reversa do cDNA:

1- Foi transferido um volume de 5 μl de 2X RT master mix para cada tubo individual de 0,5 ml de eppendrof.

2- Um volume de 15 μl de ARN total foi desnaturado por incubação a 65°C durante 5 min e colocado em gelo. Os 15 pl de ARN total desnaturado foram adicionados a um tubo com 5 μl de mistura principal 2X RT, pipetado para cima e para baixo duas vezes para misturar.

3- O tubo foi centrifugado por breves instantes para centrifugar o conteúdo e eliminar eventuais bolhas de ar.

4- Colocar o tubo em gelo.

C- Programação do termociclador :

O termociclador foi programado de acordo com as condições abaixo indicadas:

	Step 1	Step 2	Step 3	Step 4
Temperature	25 °C	37 °C	85 °C	4 °C
Time	10 min	120 min	5 min	∞

D-O cDNA convertido foi armazenado a -20°C e utilizado como modelo para a amplificação por PCR de *MGB1, CK19* e *MUC1.*

3.4.5 Transcrição reversa de microRNA

O RNA total (5µl) foi transcrito reversamente para DNA complementar (cDNA) usando o kit de transcrição reversa TaqMan microRNA. O procedimento foi efectuado num volume de reação de 20 µl, de acordo com as instruções do fabricante.

A -Preamplification primer pool foi preparado adicionando 3µl do tubo de primers RT de cada ensaio de microARN para cada reação. O volume foi escalonado para o número desejado de reacções RT.

B-A preparação da mistura principal da reação RT :

1- Os componentes do kit foram deixados a descongelar em gelo.

2- Num tubo de polipropileno, a mistura principal de RT foi preparada em gelo, escalonando os volumes abaixo indicados para o número desejado de reacções de RT.

Components	Master Mix volume per 15-µl reaction/ µl
100mM dNTPs (with dTTP)	0.45
MultiScribe Revers Transcriptase, 50U\µl	3.3
10X Reverse Transcription buffer	2.0
RNase inhibitor, 20 U\µl	0.25
Primer pool	9.0
Total volume	15.0

C-A reação RT preparando :

1- O modelo de ARN foi descongelado em gelo antes de ser utilizado.

2- Para cada 20 µl de reação de RT, foram adicionados 15 µl de mistura principal de RT a 5 µl de ARN total.

3- O tubo foi misturado suavemente e centrifugado brevemente para levar a solução para o fundo do tubo.

4- O tubo foi incubado em gelo durante 5 min. e mantido em gelo e carregado no termociclador.

D-Transcrição inversa :

1- Os seguintes valores de parâmetros foram utilizados para programar o termociclador:

Step	Time	Temperature
Hold	30 minutes	16 °C
Hold	30 minutes	42 °C
Hold	5 minutes	85 °C
Hold	∞	4 °C

2- O volume de reação foi escolhido como 20 μl

3- Os tubos de reação foram colocados no termociclador e a corrida foi iniciada.

4- Os produtos da reação RT foram armazenados a -20°C.

3.4.6 PCR quantitativa em tempo real (qRT-PCR)

3.4.6.1 Síntese de construções

As construções para os transcritos *MGB1, CK19 e MUC1* foram preparadas utilizando os primers detalhados na Tabela (3 - 3). Para sintetizar a construção para *MGB1, CK19 e MUC1,* foram concebidos primers qRT-PCR para mapear a região de amplificação qRT-PCR. Isto foi feito para sintetizar construções de tamanhos exactos. Foram então efectuadas diluições em série destas construções e examinadas por qRT-PCR para preparar a curva padrão para estes ensaios. A reação de PCR da construção foi realizada de acordo com as condições indicadas na Tabela (3 - 4). A mistura de construções é constituída pelos componentes enumerados no quadro (3 - 5).

Quadro 3-3: Primers utilizados para a síntese de construções de qRT-PCR quantitativo em tempo real

Primer	Sequence (5′ →3′ direction)	Melting temperature Tm (C°)
MGB1-CF	AGCGGCTTCCTTGATCCT	58
MGB1-CR	GTCCCTGGTCAGGGGATTTA	48.9
CK19-CF	ACGGCGAGCTAGAGGTGAAG	49.7
CK19-CR	ATCCACCTCCACACTGACCT	41.4
MUC1-CF	ATCTCATTGCCTTGGCTGTC	60.0
MUC1-CR	CCTCTGAAGGAGGCTGTGAG	64.0

Tabela 3 - 4: Condições de construção da PCR.

Step	Enzyme activation	PCR			
	Hold	Cycle (50 cycles)			Final extention
		Denature	Annealing	Extention	
Temperature	95°C	95°C	55°C	72°C	72°C
Time	1 min	15 sec	20 sec	30 sec	7 min.

Tabela 3 - 5: Componentes da reação de PCR de construção (mistura principal).

Components	Master Mix volume per 25-µl reaction
Hot start Taq master mix	12.5
cDNA	3
RNase free water	8.8
Primer mix (pmol/l)	0.7
Total volume	25.0

3.4.6.2 Eletroforese em gel

3.4.6.2.1 Preparação da agarose

A eletroforese em gel foi utilizada para avaliar a qualidade dos produtos de construção da PCR. O gel de agarose (2%) foi preparado dissolvendo 2 g de pó de agarose em 100 ml de tampão TBE 1X. A solução de gel foi aquecida num forno de micro-ondas até à dissolução completa. Deixou-se arrefecer a solução de agarose e, em seguida, adicionou-se 3,5 μl de brometo de etídio para permitir a visualização do ADN. A agarose foi então vertida num tabuleiro de gel previamente limpo e o pente foi posicionado a cerca de 1 cm do bordo superior do tabuleiro. Após a polimerização, o pente foi retirado e o gel foi colocado na cuba de eletroforese, que foi enchida até ao topo do gel com tampão TBE 1X. Três μl de produto (amostras) foram misturados com 2 μl de tampão de carga G laranja e, em seguida, adicionados cuidadosamente aos poços e 3 μl de uma escada de ADN adequada (escada de 50 pb) foram adicionados em cada corrida. A eletroforese decorreu durante cerca de 30 min. a 160 Volts .

3.4.6.2.2 Visualização

O gel foi retirado do tanque e as bandas de ADN foram visualizadas por iluminação U.V. com um comprimento de onda de 480 no sistema de transiluminação U.V. complementado com câmara e computador.

3.4.6.3 Otimização da qRT-PCR

Para garantir um desempenho eficiente e preciso da reação de qRT-PCR, os ensaios de qRT-PCR foram optimizados e validados utilizando um produto de PCR de construção para os genes alvo como modelo de controlo.

3.4.6.3.1 **Determinação da concentração óptima do iniciador e da sonda para o ensaio**

Os ensaios qRT-PCR foram optimizados de forma mais eficiente através da avaliação da concentração do iniciador (direto e inverso) e da sonda para um determinado modelo. Foram testadas diferentes gamas de concentração do iniciador e da sonda (de 50-300 nm). As reacções foram executadas em duplicado com um controlo adequado. Foram examinados os valores Ct para cada combinação de iniciador e sonda, tendo sido selecionada a combinação que resulta no valor Ct mais baixo como concentração óptima de iniciador e sonda utilizada nos ensaios.

3.4.6.3.2 Curva padrão

Depois de determinar a concentração óptima do iniciador e da sonda para o ensaio, o desempenho global da reação qRT-PCR foi testado em termos de eficiência. Os dados gerados a partir da diluição em série do modelo inicial (curva padrão) foram excelentes meios para determinar o desempenho global do ensaio qRT-PCR. A série de diluições abrangeu uma vasta gama de concentrações do produto RT (cDNA). Utilizou-se um décimo do produto RT como o ponto de massa de modelo mais elevado para a curva padrão. Um décimo do produto foi diluído para 1-100(10^{-2}) adicionando 2 µl de produto RT a 18 µl de água sem RNase. A diluição em série (10^{-4} , 10^{-6} , 10^{-8} , 10^{-10} , 10^{-12}) foi preparada a partir dessa diluição seguindo o mesmo procedimento. O ciclo PCR que gera um ajuste linear com um declive entre aproximadamente -3,1 e -3,6 é normalmente aceitável para a maioria das aplicações que requerem uma quantificação exacta.

Dado que a quantificação deve ser normalizada em relação ao controlo endógeno, foram preparadas curvas-padrão para o alvo e para a referência endógena (Figura 3 - 1, Figura 3 - 2). A eficiência da reação de QPCR foi determinada pelo declive da curva padrão. Uma vez que a reação de PCR se baseia na amplificação exponencial, se a eficiência da amplificação da PCR for de 100%, a quantidade de molde duplicará em cada ciclo e o gráfico da curva-padrão do logaritmo do molde inicial vs. ciclos de PCR gera um declive linear. A eficiência deve situar-se entre 90 e 110%. Para o cálculo da eficiência, foi utilizada a seguinte equação.

Eficiência da PCR = $10^{(-1/\text{slope})}$

Para determinar a precisão da pipetagem, a reprodutibilidade e a sensibilidade global de um ensaio, a curva padrão foi efectuada em duplicado. O R ao quadrado (Rsq ou R^2 ou Coeficiente de Correlação de Pearson) é o ajuste de todos os dados ao gráfico da curva padrão e pode ser influenciado pela exatidão da série de diluições e pela sensibilidade global do ensaio. Se todos os dados se situarem perfeitamente na linha, o Rsq será 1,00. À medida que os dados se afastam da linha, o Rsq diminui. À medida que o Rsq diminui, é mais difícil determinar a localização exacta do gráfico da curva padrão, diminuindo assim a precisão da quantificação. Um valor de Rsq ≥ 0,985 é aceitável para a maioria dos ensaios.

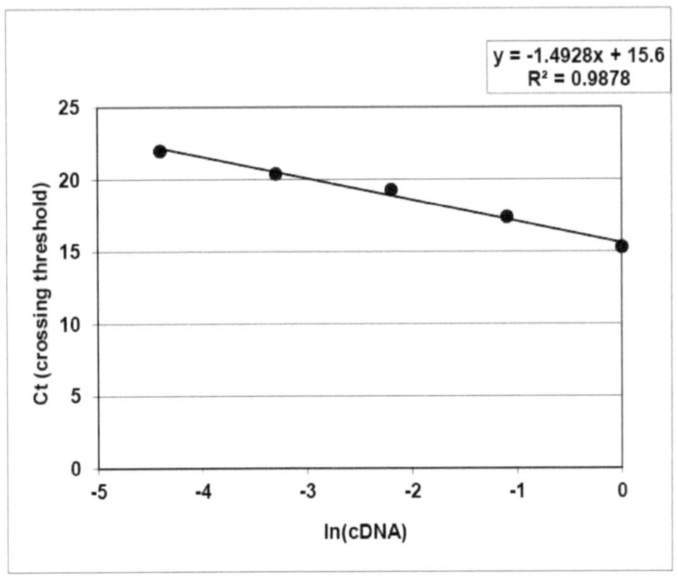

Figura 3- 1: Curva padrão do ensaio *miR-16*.

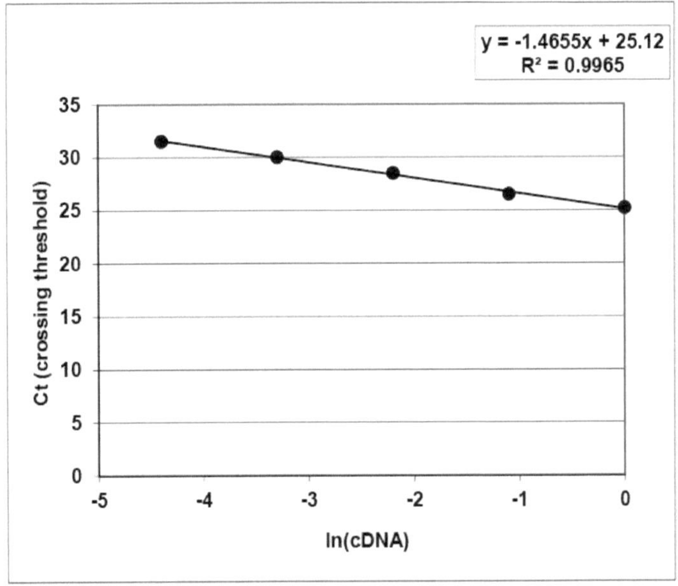

Figura 3- 2: Curva padrão *do* ensaioABL.

3.4.6.4 Amplificação quantitativa por PCR em tempo real

A QRT-PCR foi efectuada utilizando o sistema 7900 HT Fast Real-time PCR System (Applied Biosystem) e o software associado. Sondas de oligonucleótidos fluorescentes TaqMan que têm corantes repórteres fluorescentes ligados à extremidade 5' e uma porção de inibidor ligada à extremidade 3'. Estas sondas são concebidas para hibridizar com uma região interna de um produto PCR. No estado não hibridizado, a proximidade das moléculas fluor e quench impede a deteção do sinal fluorescente da sonda. Durante a PCR, quando a polimerase replica um modelo ao qual está ligada uma sonda TaqMan, a atividade de nuclease 5' da polimerase cliva a sonda. Isto dissocia o corante fluorescente, aumentando assim a fluorescência em cada ciclo, proporcional à quantidade de clivagem da sonda. Os valores de expressão genética relativa (tumor vs. normal) foram calculados utilizando o método 2-ΔΔCt. Os níveis de expressão dos genes em amostras de sangue de doentes com cancro da mama foram comparados com amostras de indivíduos saudáveis. Os genes de normalização foram utilizados como controlo endógeno.

3.4.6.4.1 mRNA qRT-PCR

A PCR de arranque a quente em tempo real foi realizada num volume de reação de 20 µl que continha 10 µl de mistura principal (TaqMan master mix), 1 µl de misturas de iniciadores, 5µl de água sem RNase e 4µl de modelo de cDNA. Protocolo de PCR em tempo real como indicado abaixo:

Step	Hold	Hold	PCR Cycle (50 cycles)	
			Denature	Anneal/Extend
Temperature	50°C	95°C	95°C	60°C
Time	2 min	10 min	15 sec	60 sec

A visualização dos resultados começa imediatamente após o início da reação (por isso, trata-se de uma PCR em tempo real). O limiar foi determinado automaticamente pela máquina de PCR. Os primers e as sondas estão detalhados na Tabela (3 - 6). Todas as sondas foram marcadas com FAM na extremidade 5' e TAMRA na extremidade 3'. Todos os primers e sondas foram produzidos pela empresa Eurogentec \ BELGIUM.

Quadro 3 - 6: Primers e sondas utilizados para a qRT-PCR quantitativa em tempo real

Primers and Probes used with RT-qPCR		
Primer	Sequence(5′ → 3′ direction)	Melting temperature /C°
MGB1-F	TGCCATAGATGAATTGAAGGAATG	47.2
MGB1-R	TGTCATATATTAATTGCATAAACACCTCA	47.9
MGB1-P	TCTTAACCAAACGGATGAAACTCTGAGCAATG	55.5
CK19-F	TGCGGGACAAGATTCTTGGT	60.0
CK19-R	TCTCAAACTTGGTTCGGAAGTCA	48.4
CK19-P	ACCATTGAGAACTCCAGGATTG	47.9
MUC1-F	GTGCCCCCTAGCAGTACCG	64.0
MUC1-R	GACGTGCCCCTACAAGTTGG	64.0
MUC1-P	AGCCCCTATGAGAAGGTTTCTGCAGGTAATG	58.0
ABL-F	TGGAGATAACACTCTAAGCATAACTAAAGGT	57.8
ABL-R	GATGTAGTTGCTTGGGACCCA	54.4
ABL-P	CCATTTTTGGTTTGGGCTTCACACCATT	58.5

3.4.6.4.2 MicroRNA qRT-PCR

A expressão dos microARNs selecionados foi testada por qRT-PCR através dos ensaios TaqMan MicroRNA indicados na tabela (3-7), de acordo com o protocolo do fabricante (Applied Biosystem). Os dados quantitativos da expressão de miRNA foram normalizados para o miRNA de controlo interno, que é o *miR-16*.

Quadro 3 - 7: ensaios de microRNA utilizados no estudo

Assay name	Reporter/Quencher	No. of reactions RT/TM	Assay type
hsa-let-7a	FAM/MGB-NFQ	50/150	Target
hsa-miR-195	FAM/MGB-NFQ	50/150	Target
hsa-miR-16	FAM/MGB-NFQ	50/150	Endogenous control

A-Número de cálculo das reacções

O número de reacções necessárias foi calculado para cada ensaio e todas as reacções foram duplicadas em cada placa de 96 poços, cada placa incluía um ensaio de microARN-alvo, um ensaio de controlo endógeno e controlos sem modelo (NTC). B- A preparação da mistura de reacções qPCR.

1. Os seguintes componentes foram pipetados para um tubo de microcentrifugação:

Components	Volume per single 20 µl- reaction
TaqMan microRNA assay (TM primer)	1.0 µl
Product from RT reaction	1.6 µl
TaqMan Universal PCR Master Mix with UNG	10.0 µl
Nuclease-free water	7.4 µl
Total volume	***20.0 µl***

2. Os tubos foram invertidos várias vezes para serem misturados.

3. Centrifugado brevemente .

C-Preparação da placa de reação PCR

1. Transferir 16 µl de mistura de reação qPCR completa para cada poço.
2. Foram adicionados 4 µl de produto RT ao poço específico da amostra.
3. A placa foi selada com a tampa adequada.
4. A placa foi centrifugada por breves instantes.
5. A placa é carregada no instrumento.

D- Instalação e funcionamento da placa

1. No software do sistema de PCR em tempo real, foi criado um documento de placa com os seguintes parâmetros :

- Modo de funcionamento : standard
- Volume da amostra : 20µl
- Condições de ciclo térmico :

Step	Optional AmpErase UNG activity	Enzyme activation	PCR	
	Hold	Hold	Cycle (40 cycles)	
			Denature	Anneal/ Extend
Temperature	50ºC	95ºC	95ºC	60ºC
Time	2 min	10 min	15 sec	60 sec

2. Depois começou a corrida.

3.4.6.5 Análise de dados qRT-PCR (Thomas &Kenneth,2008 ; Matt *et al*.,2010)

Os níveis de expressão génica e a alteração fold foram quantificados através da medição do ciclo limiar (Ct), definido como o ciclo de PCR em que o sinal fluorescente do corante repórter ultrapassa um limiar arbitrário. O Ct está inversamente relacionado com a quantidade de moléculas alvo na reação. O método clássico de Ct comparativo foi utilizado para calcular o nível de expressão do gene de interesse relativamente a um calibrador ou amostra de referência, utilizando os dados Ct abaixo indicados:

$$\textbf{ΔCT sample} = Ct_{\text{sample}} - Ct_{\text{endogenous control}}$$

$$\textbf{ΔCT calibrator} = Ct_{\text{healthy control}} - Ct_{\text{endogenous control}}$$

Os dados Ct foram normalizados utilizando genes de controlo endógenos (genes ABL e miR-16). O fator de normalização é a média aritmética ou a média geométrica dos valores Ct dos genes de controlo selecionados. Os dados normalizados de ACT são utilizados para calcular a alteração fold da expressão genética relativa utilizando um calibrador selecionado (amostra saudável ou de referência):

$$\textbf{ΔΔCT = ΔCT sample − ΔCT calibrator}$$

$$\textbf{Fold Change} = 2^{-\Delta\Delta Ct}$$

3.5 Análise estatística

O sistema de análise estatística-SAS (2010) foi utilizado para testar o efeito dos factores de diferença nos parâmetros do estudo. Os testes de diferença mínima significativa-LSD e Qui-quadrado foram usados para comparação significativa entre as médias deste estudo (valor de $p < 0,05$ é significativo; valor de $p < 0,01$ é altamente significativo).

3.6 Conceção do estudo

A conceção do estudo foi ilustrada na Figura (3-3).

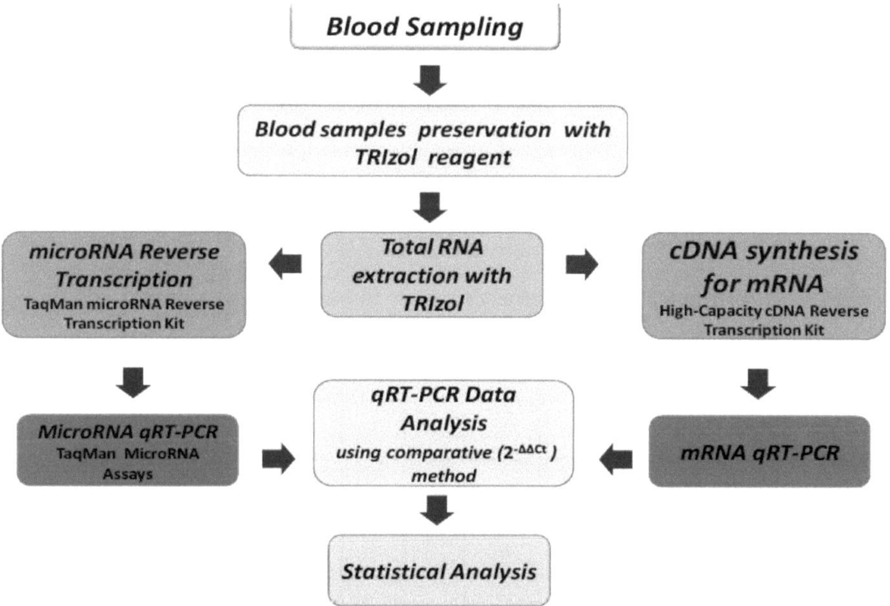

Figura 3-3: Diagrama da conceção do estudo.

Capítulo 4. Resultados e discussão

4.1 Distribuição dos doentes.

4.1.1 Distribuição dos doentes de acordo com a idade

Neste estudo, foram incluídos 55 doentes do sexo feminino com carcinoma ductal invasivo, com uma idade média de 48,05 anos, variando entre os 24 e os 70 anos; 2 (3,64%) casos tinham entre 20 e 29 anos, 11 (20%) casos tinham entre 30 e 39 anos, 15 (27,27%) casos tinham entre 40 e 49 anos, 15 (27,27%) casos tinham entre 50 e 59 anos e 12 (21,82%) casos tinham entre 60 e 70 anos (Figura 4-1). A idade média dos grupos de controlo benigno e saudável era de 40,5 e 45,1 anos, respetivamente (Tabela 4-1).

Tabela 4 -1: Distribuição das amostras do estudo de acordo com os grupos etários.

Age (years)	Patients		Benign		Healthy control	
	No.	%	No.	%	No.	%
20-29	2	3.64	1	10	1	5
30-39	11	20	4	40	4	20
40-49	15	27.27	3	30	8	40
50-59	15	27.27	2	20	6	30
60-70	12	21.82	0	0	1	5
Total	55	100	10	100	20	100

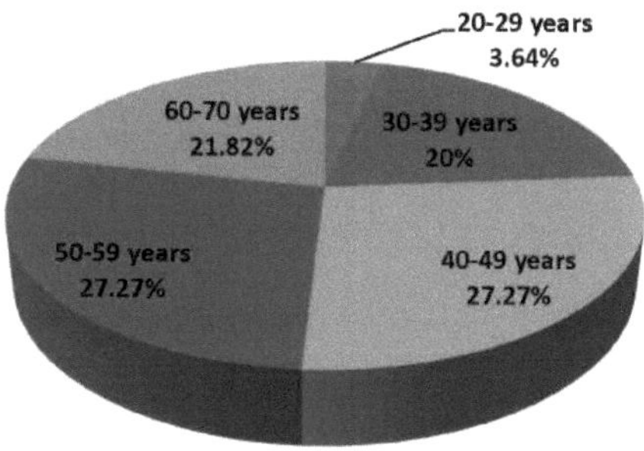

Figura 4-1: Distribuição das doentes com cancro da mama de acordo com os grupos etários.

4.1.2 Distribuição dos doentes de acordo com os antecedentes familiares

A distribuição dos doentes de acordo com as informações registadas revelou que 5 (9,09%) do total de doentes tinham antecedentes familiares positivos e os restantes 50 (90,91%) não tinham antecedentes familiares (Figura 4-2), o que pode indicar um papel mais importante de outros factores (não genéticos) na causa do cancro da mama.

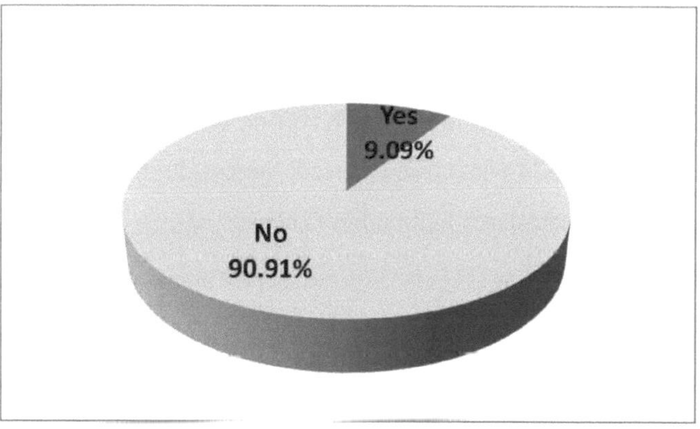

Figura 4-2: Distribuição das doentes com cancro da mama de acordo com os antecedentes familiares.

4.1.3 Distribuição dos doentes de acordo com o tamanho do tumor.

Os resultados do presente estudo mostraram que 14 (25,45%) dos doentes apresentavam um tumor com um diâmetro de 1,0 a 1,9 cm, 19 (34,55%) com 2,0 a 2,9 cm, 18 (32,73%) com 3,0 a 3,9 cm e 4 (7,27%) doentes com 4,0 a 4,9 cm de diâmetro da lesão tumoral (Figura 4-3).

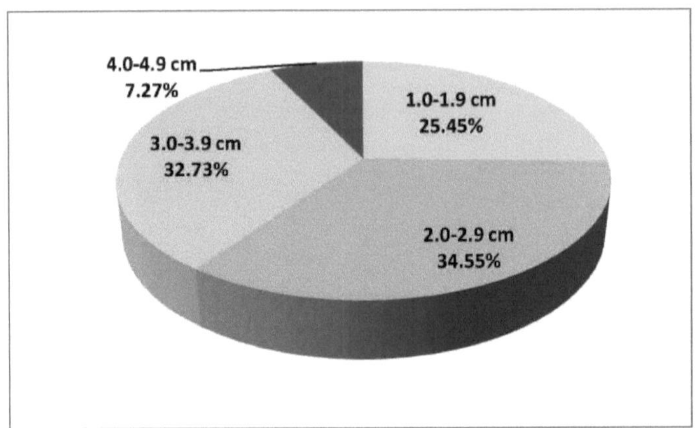

Figura 4 - 3: Distribuição das doentes com cancro da mama de acordo com o tamanho do tumor.

4.1.4 Distribuição dos doentes de acordo com as metástases nos gânglios linfáticos

Neste estudo, o estado dos gânglios linfáticos foi estratificado em três níveis: múltiplos (mais de 3 gânglios linfáticos), poucos (iguais ou inferiores a 3 gânglios linfáticos) e terceiro nível sem metástases linfáticas. A distribuição dos doentes de acordo com o seu estado linfonodal mostrou que 27 (49,1%) do total de doentes tinham estado linfonodal múltiplo, 19 (34,54%) tinham estado linfonodal reduzido e os restantes 9 (16,36%) não tinham metástases linfonodais (Tabela 4 -2).

Tabela 4 -2: Distribuição das doentes com cancro da mama de acordo com o estado dos gânglios linfáticos

Lymph node status	Patients	
	No.	%
No	9	16.36
Few	19	34.54
Multiple	27	49.1
Total	55	100
Chi-square value		11.092
P-value		0.0017

4.2 Quantificação por PCR em tempo real

Os dados da RT-PCR em tempo real foram quantificados como valores Ct que estão inversamente relacionados com a quantidade de modelo inicial: valores Ct elevados estão correlacionados com níveis baixos de expressão genética, enquanto valores Ct baixos estão correlacionados com níveis elevados de expressão genética. Os gráficos de amplificação foram criados quando o sinal fluorescente de cada amostra é representado em função do número de ciclos, pelo que os gráficos de amplificação representam a acumulação de produto ao longo da duração da experiência de PCR em tempo real. A figura (4 - 4) mostra o gráfico de amplificação para os genes alvo e de referência.

Os declives dos genes alvo *(MGB1, CK19, MUC1, miR-195* e miR-let 7a), obtidos a partir das equações da curva padrão, foram -3,416, -3,248, -3,730, -3,667 e -3,458, respetivamente, os resultados do cálculo do Rsq (R^2) para esses genes foram 0.985, 0,993, 0,992, 0,997 e 0,987, respetivamente, e os resultados do cálculo da eficiência dos ensaios de PCR em tempo real foram 98,1%, 101,5%, 92,65%, 93,65% e 97,3% , respetivamente.

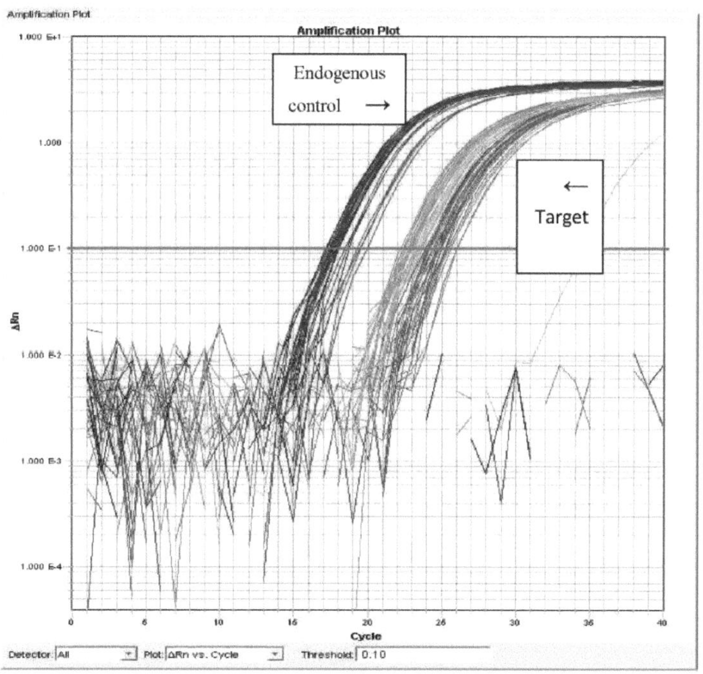

Figura 4 - 4: Gráfico de amplificação para os genes alvo e de referência.

O cálculo do fold change da expressão génica foi efectuado utilizando a quantificação relativa. A quantificação relativa, $2^{-\Delta\Delta Ct}$ algoritmo, é a expressão fold relativa a um calibrador (sangue de indivíduos saudáveis) e normalizada para um gene de referência (gene de controlo endógeno), (Monica *et al,* 2011). *O miR-16* foi escolhido como gene de referência para a normalização dos níveis de expressão do *miR-195* e do *miR-let 7a, o ABL* foi escolhido para o *MGB1, CK19* e *MUC1.*

De acordo com os dados do $2^{-\Delta\Delta Ct}$, as amostras foram classificadas como positivas para um determinado gene se o $2^{-\Delta\Delta Ct}$ fosse superior ao encontrado no sangue saudável (valor de corte). Às amostras, com mensagens-alvo não detectáveis $Ct \geq 40$, foi atribuído um valor $2^{-\Delta\Delta Ct}$ de zero. Para determinar o ponto de corte para os genes-alvo, a expressão de todos os genes foi determinada nas 20 amostras de sangue de voluntários saudáveis. Em todas estas amostras de sangue, *o CK19-mRNA, o MGB-mRNA, o MUC1-mRNA, o miR-195* e *o miR-let 7a* foram medidos com uma alteração fold média ($2^{-\Delta\Delta Ct}$) de 1,021, zero, 0,501, 0,638 e 1,562, respetivamente.

4.2.1 Expressão do gene *MGB1*

Neste estudo, o gene *MGB1* foi selecionado como um gene associado ao cancro e conhecido por estar sobre-expresso no cancro da mama em comparação com um controlo aparentemente saudável. Os resultados deste estudo para a expressão do gene da mamaglobina *(MGB1)* mostraram que o número de doentes com cancro da mama *MGB1 positivo* 30 (54,5%) era significativamente mais elevado *(*valor de p =0,0036 p <0,01) quando comparado com os doentes com tumores benignos que apresentavam 1 (10%) *MGB1* positivo e os controlos saudáveis que eram *MGB1 negativos* (Figura 4-5).

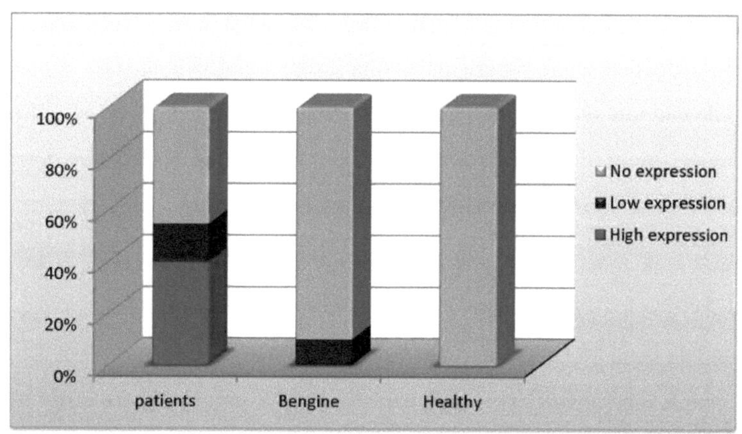

Figura 4 -5: Diferenças na percentagem de amostras com expressão do gene *MGB1* entre os grupos de estudo.

No presente estudo, o valor de corte 2 vezes (4 vezes para o *miR-let7a*) foi utilizado para dividir as doentes com cancro da mama, de acordo com os seus níveis de expressão dos genes, em amostras com elevada expressão e amostras com baixa expressão. Para os genes *MGB1*, a utilização do valor de corte indicou que 22 (73,33%) das amostras apresentavam uma expressão elevada, enquanto 8 (26,67%) das amostras apresentavam uma expressão baixa (Figura 4 - 6).

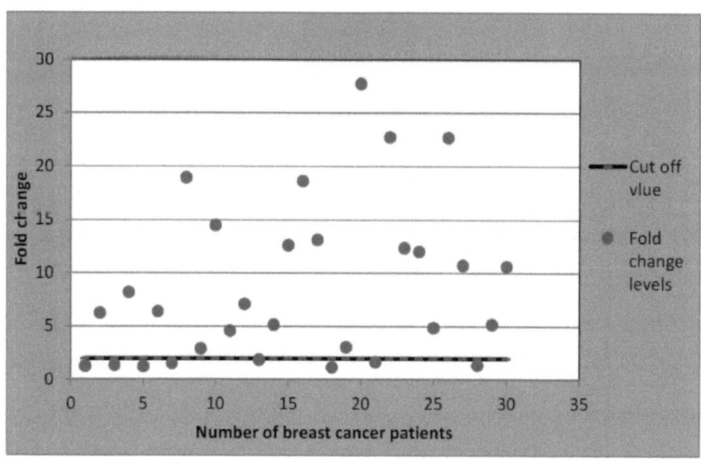

Figura 4 - 6: Diferenças nos níveis de expressão do gene *MGB1* de acordo com a alteração fold em doentes com cancro da mama (n=30).

Estes resultados são comparáveis aos relatados pelos estudos de Kadry *et al,* (2013); Bitisik *et al,* (2010), Mikhitarian *et al,* (2008); Zehentner *et al,* (2004); Suchy *et al,*

(2000); Zach *et al,* (1999), todos esses estudos relataram que as percentagens de *MGB1* positivas de doentes com cancro da mama eram significativamente elevadas e as amostras de dadoras saudáveis apresentavam uma expressão do gene *MGB1* negativa. Os resultados foram diferentes dos relatados por Silva *et al,* (2002) que detectaram a expressão do gene *MGB1* em cinco tecidos mamários normais.

O presente estudo mostrou que *o MGB1* - mRNA foi detectado em 1(10%) dos tumores benignos da mama, este resultado é comparável ao de Silva *et al,*(2002) que detectou a expressão do gene *MGB1* num tumor benigno da mama, enquanto que é diferente do relatado por Kadry *et al,*(2013) que não detectou a expressão do gene *MGB1* em nenhum dos 20 tumores benignos da mama que testou.

O presente estudo mostrou que mais de metade das doentes com cancro da mama 30 (54,54%) eram *MGB1-positivas,* o que revelou diferenças estatisticamente significativas (valor de $p = 0{,}0026$ $p < 0{,}01$) em relação às doentes MGB1-negativas 25 (45,46%), (Figura 4 - 7).

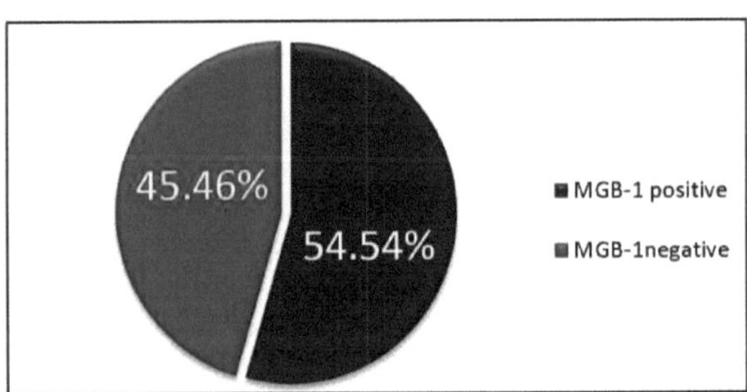

Figura 4 - 7 distribuição das doentes com cancro da mama de acordo com a expressão do gene *MGB1.*

These results have some similarity to that obtained by Zehentner *et al,* (2004) who found that *MGB 1* expression was positive in 51(60.7%) from 84 samples tested, in addition, Cerveira *et al,* (2004) showed that out of 54 samples tested *MGB1* transcript detected in the peripheral blood of 22 (40.7%), estes resultados diferem dos relatados por outros estudos, incluindo Kadry *et al,*(2013) que descobriram que 26% do sangue periférico dos pacientes com cancro da mama estudados eram *MGB1* -positivos, Strati *et al,*(2011) que descobriram que de 66 pacientes com cancro da mama 9 (13,6%) eram positivos para *MGB1,* Ignatiadis *et al,(2008)* que mostraram que de 175 pacientes,

MGB1 mRNA detectado em apenas 14(8%) das amostras testadas. Mikhitarian *et al,* (2008) mostraram que a expressão do gene *MGB1* foi detectada em apenas 7 (4,0%) das 177 amostras testadas.

Os resultados mostraram que os níveis de transcrição *de MGB1* eram significativamente mais elevados em doentes com cancro da mama invasivo do que naquelas com doença benigna da mama, o que sugere que os tumores invasivos, mas não os não invasivos (benignos), libertam células tumorais para a circulação e sustentam que a doença benigna da mama não é metastática. Uma (10%) amostra benigna *MGB1* positiva neste estudo pode dever-se a um aumento da auto-palpação da mama após receber a notícia de uma mamografia ou ecografia suspeita. Este aumento da auto-palpação pode estimular a libertação de células epiteliais para a circulação. Alternativamente, o facto de os tumores benignos da mama, como os fibroadenomas, poderem indicar um risco acrescido de desenvolvimento posterior de cancro da mama invasivo.

4.2.2 Efeito das caraterísticas clinicopatológicas na expressão *de MGB1*

O presente estudo não mostrou uma correlação significativa entre os níveis de expressão do gene *MGB1* e os grupos etários dos doentes (Tabela 4 - 3). Estes resultados são semelhantes aos relatados por outros estudos, incluindo Zehentner *et al,*(2004); Mercatali *et al,*(2006) e Bitisik *et al,* (2010), todos estes estudos detectaram que a transcrição do *MGB1*- mRNA não variava significativamente com a idade das doentes com cancro da mama.

No que respeita ao estado dos gânglios linfáticos, os resultados do presente estudo mostraram que a percentagem de doentes com expressão positiva de *MGB1* com múltiplos gânglios linfáticos 18/27(66%) era superior à dos doentes com poucos gânglios linfáticos 7/19(36,84%) ou sem gânglios linfáticos 5/9(55,55%), o que revelou diferenças estatisticamente significativas (valor de p 0,0019 $p<0,01$) (Tabela 4 - 3).

Estes resultados são comparáveis aos de Labib *et al.* (2007), que demonstraram que foram detectadas células *MGB1 positivas* em 77,8% dos doentes com gânglios linfáticos axilares, e aos de Grunewald *et al.* (2000), que demonstraram que a expressão do ARNm *MGB1* era mais frequente em doentes com envolvimento extenso dos gânglios linfáticos axilares. Além disso, Zehentner *et al,* (2004) mostraram que o transcrito da mamaglobina estava apenas marginalmente associado a um maior envolvimento dos gânglios linfáticos.

Por outro lado, os resultados do presente estudo foram diferentes dos resultados relatados por outros estudos, incluindo Kadry *et al.* (2013), que mostraram que a expressão do ARNm do *MGB1* e o envolvimento dos gânglios linfáticos não eram estatisticamente significativos, e Mikhitarian *et al.* (2008), que mostraram que não havia associação entre a positividade deste marcador no sangue periférico e o estado dos gânglios linfáticos axilares.

De acordo com o tamanho do tumor, os resultados mostraram que houve uma diminuição da percentagem de doentes com expressão do gene *MGB1* com o aumento do tamanho do tumor, uma vez que a percentagem mais elevada de doentes com *MGB1* positivo foi de 10 (71,42%) com um tamanho de tumor de 1,01,9 cm, o que mostrou diferenças estatisticamente significativas em comparação com outros tamanhos de tumor (valor de p 0,00038 p<0,01) (Tabela 4 - 3).

A relação entre as células tumorais circulantes e o desenvolvimento de doença metastática não é totalmente compreendida, mas a capacidade de detetar um número muito pequeno de células de carcinoma da mama em circulação poderia ter implicações prognósticas e terapêuticas, como já foi demonstrado para algumas doenças malignas hematológicas (van Dongen *et al,* 1999). Alguns relatórios sugerem que a deteção do ARNm *do MGB1* por RT-PCR no sangue periférico é um marcador promissor para células tumorais disseminadas de origem no cancro da mama (Zach *et al*, 1999). Os resultados do presente estudo da análise da expressão da mamaglobina mostraram que a expressão da mamaglobina é específica da mama e pode ser considerada um marcador de diagnóstico promissor para o cancro da mama, uma vez que tem a capacidade de discriminar entre tumores da mama malignos e benignos. Também pode ser considerada um potencial marcador de prognóstico, uma vez que a sua sobre-expressão está associada ao estado de múltiplos nódulos linfáticos, o que reflecte o seu papel na metástase do cancro da mama e o seu valor prognóstico, que, por sua vez, pode ser utilizado na terapia do cancro da mama e na monitorização da metástase tumoral.

Tabela 4 -3: Efeito das caraterísticas clinicopatológicas na expressão do gene *MGB1* em doentes com cancro da mama.

Variable	**Number of cases**	***MGB-1 positive*** **No. (%)**	***MGB-1 negative*** **No. (%)**
Age group			
20-29	2	0(0)	2(100)
30-39	11	3(27.27)	8(72.73)
40-49	15	9(60)	6(40)
50-50	15	8(53.34)	7(46.66)
60-70	12	10(83.34)	2(16.66)
		NS (No Significance)	
Lymph node status			
Negative	9	5(55.55)	4(44.45)
Few	19	7(36.84)	12(63.16)
Multiple	27	18(66.66)	9(33.34)
		p value 0.0019 **<0. 001	
Tumor size/cm			
1.0-1.9	14	10(71.42)	4(28.58)
2-2.9	19	8(42.1)	11(57.9)
3-3.9	18	10(55.55)	8(44.45)
4-4.9	4	2(50)	2(50)
		p value 0.00038 **<0. 001	

4.2.3 **Expressão do gene *CK19***

A CK19 foi selecionada neste estudo porque é expressa de forma estável e abundante em tumores epiteliais e tem sido utilizada com êxito como marcador para a deteção de células tumorais na medula óssea, nos gânglios linfáticos e no sangue periférico por RT-PCR (Stathopoulou *et al,* 2003). Os resultados do presente estudo para a expressão do gene *CK19* mostraram que a percentagem de doentes com cancro da mama *positivos para CK19* 41 (74,54%) era significativamente mais elevada (valor de $p = 0,0035$ $p < 0,01$) quando comparada com doentes com tumores benignos e controlos saudáveis, em que as percentagens de amostras *positivas para CK19* eram de 1 (10%) e 2 (10%), respetivamente (Figura 4 - 8).

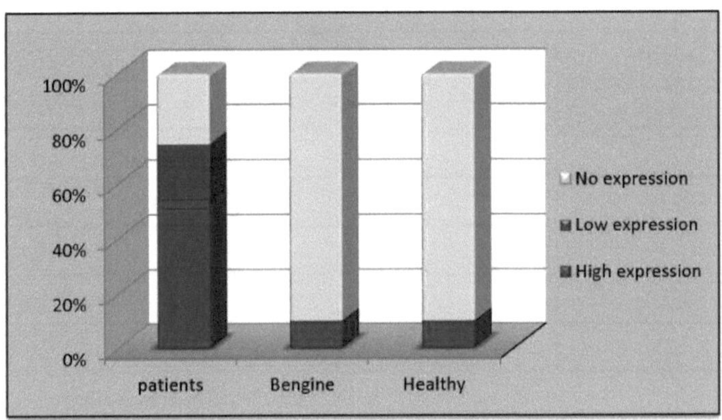

Figura 4 -8: Diferenças na percentagem de amostras com expressão do gene *CK19* entre os grupos de estudo.

A percentagem de doentes com cancro da mama *CK19-positivo* 41 (74,54%) também mostrou diferenças estatisticamente significativas (valor de $p = 0,0029$ $p < 0,001$) com a percentagem de doentes com cancro da mama *CK19-negativo* 14 (25,46%) (Figura 4-9).

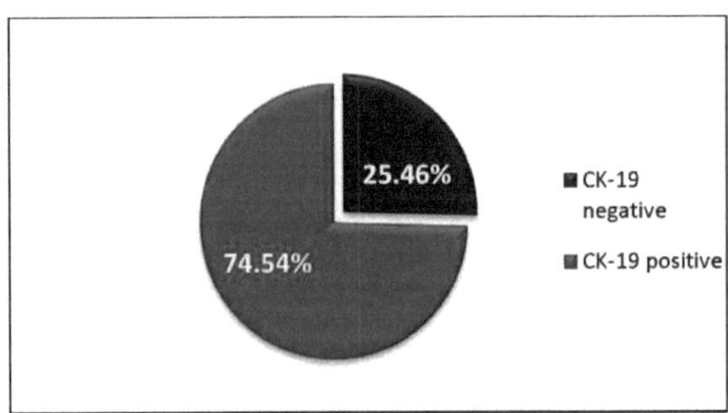

Figura 4 - 9: Distribuição das doentes com cancro da mama de acordo com a expressão do gene *CK19*.

De acordo com o valor de corte da expressão do gene *CK19* (2 vezes), as amostras de cancro da mama com expressão positiva *do* gene *CK19* foram divididas em 30 (73,17%) amostras com expressão elevada e 11 (26,83%) com expressão baixa (Figura

4 - 10).

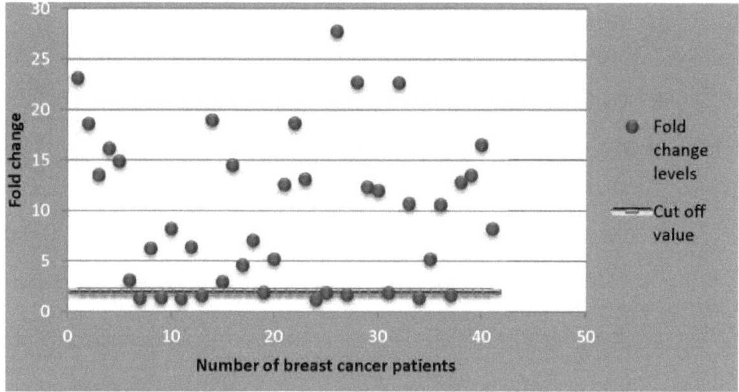

Figura 4 -10: Diferenças nos níveis de expressão do gene *CK19* de acordo com a alteração fold nas doentes com cancro da mama (n=41).

Existem muitos outros estudos que detectaram que a *CK19-positiva* era elevada em doentes com cancro da mama, com uma expressão relativamente ligeira em tumores benignos ou controlos saudáveis, incluindo Stathopoulou *et al,(2003)* que detectaram *o ARNm da CK19* em 37,7% das doentes com cancro da mama e apenas em 2.2% dos indivíduos de controlo saudáveis, Stathopoulou *et al,(2002)* referiram que o ARNm *da CK19* foi detectado no sangue periférico de 3,7% dos dadores de sangue saudáveis e em 63%, 73% e 52%, 30% das amostras de medula óssea e de sangue de doentes com cancro da mama inicial ou metastático, respetivamente. Aerts *et al,* (2001) que relataram níveis de transcrição *de CKI9* significativamente elevados em 10% das voluntárias e em 30% das doentes com cancro da mama nos estádios I-III e 70% nos estádios IV. Outros estudos mostraram que nem os tumores benignos da mama nem os voluntários saudáveis apresentavam amostras de sangue positivas para o ARNm *CK19,* incluindo Wang *et al,* (2009) e Said *et al.*(2012).

A presença de amostras *positivas para CK19* entre os controlos benignos (10%) e saudáveis (10%) pode dever-se à presença normal de baixos níveis de expressão do gene da queratina em células linfóides e outras células não epiteliais (Traweek *et al,* 1993; Schoenfeld *et al,* 1999).

4.2.4 Efeito das caraterísticas clinicopatológicas na expressão do gene *CK19*

De acordo com os grupos etários, o presente estudo não mostrou uma correlação significativa entre os níveis de expressão do gene *CK19* e os grupos etários dos doentes (Tabela 4-4). O presente resultado é semelhante ao relatado por outros estudos, incluindo Ignatiadis *et al,* (2007); Saloustros *et al,* (2011); Kummalue *et al,* (2012) e Said *et al.*(2012), todos estes estudos mostraram que a transcrição do ARNm da *CK19* não variava significativamente com a idade das doentes com cancro da mama.

Quanto ao estado dos gânglios linfáticos, os resultados do presente estudo mostraram que a percentagem de doentes positivos para *CK19* com múltiplos gânglios linfáticos 24 (88,89%) era superior à dos doentes com poucos gânglios linfáticos 13 (68,42%) ou sem gânglios linfáticos 4 (44,44%), o que revelou diferenças estatisticamente significativas (valor de $p = 0{,}00026$ $p<0{,}01$) (Tabela 4 - 4).

Os resultados do presente estudo são comparáveis aos de Saloustros *et al,* (2011) e Said *et al,* (2012). Por outro lado, os resultados do presente estudo foram diferentes dos resultados relatados por outros estudos que não mostraram um efeito significativo do envolvimento dos gânglios linfáticos na expressão *de CK19*, incluindo Stathopoulou *et al,* (2002); Ignatiadis *et al,* (2007) e Kummalue *et al,* (2012), que mostraram que não havia associação significativa entre a deteção de células positivas para o ARNm *CK19* e o número de gânglios linfáticos axilares envolvidos.

De acordo com o tamanho do tumor, os resultados mostraram que existia uma associação estatisticamente significativa (valor de $p = 0{,}0026$ $p<0{,}01$) entre o aumento da expressão do gene *CK19* e o tamanho do tumor, uma vez que a percentagem mais elevada de doentes positivos para *CK19* (100%) tinha um tamanho de tumor de 4,0-4,9 cm (Tabela 4-4).

Os resultados do presente estudo são comparáveis aos de Said *et al,* (2012); e Wang *et al,* (2009) que mostraram uma associação estatisticamente significativa entre a presença da expressão do gene *CK19* e o tamanho do tumor dos doentes. Os resultados do presente estudo contradizem os relatados noutros estudos que mostraram uma associação estatisticamente não significativa entre *a* expressão do ARNm da *CK19* e o tamanho do tumor, incluindo Stathopoulou *et al,* (2002); Ignatiadis *et al,* (2008) e Kummalue *et al,* (2012).

A deteção de células positivas para o ARNm *CK19* no sangue periférico de doentes com cancro da mama é um fator preditivo e prognóstico independente (Stathopoulou *et al, 2002). A CK19* foi anteriormente referida como sendo o marcador superior para o cancro da mama, especialmente na doença metastática nos gânglios linfáticos sentinela (Schoenfeld *et al,* 1999; Visser *et al,* 2008). Com base em dados anteriores, também foi demonstrado que é um marcador altamente sensível para a deteção de micrometástases nos gânglios linfáticos axilares e de células de cancro da mama no sangue periférico utilizando RT-PCR em tempo real (Aerts *et al,*2001; Stathopoulou *et al,* 2003). Curiosamente, a correlação de células *CK19* positivas no sangue periférico com doentes com cancro da mama em estádio I ou II foi demonstrada como um marcador de mau resultado clínico (Stathopoulou *et al,* 2002).

O presente estudo examinou os níveis de ARNm da *CK19* no sangue periférico de doentes com cancro da mama utilizando a técnica qRT-PCR e estimando os seus valores de diagnóstico e prognóstico. Existem vários estudos que se debruçaram sobre a expressão *da CK19* no cancro da mama, mas o significado clínico da expressão *da CK19* ainda não é claro. Uma vez que o ARNm da *CK19* no sangue periférico reflecte a atividade do gene *CK19* e os níveis de expressão do gene, o presente estudo utilizou a qRT-PCR como ferramenta para a determinação do ARNm *da CK19*, o que indicou a sensibilidade da RT-PCR para a deteção de níveis baixos de ARNm da *CK19* em amostras de cancro da mama, bem como em tumores benignos e controlos saudáveis.

Tabela 4 - 4: Efeito das caraterísticas clinicopatológicas na expressão do gene *CK19* em doentes com cancro da mama.

Variable	**Number of cases**	***CK19- positive* No. (%)**	***CK19- negative* No. (%)**
Age groups			
20-29	2	0(0)	2(100)
30-39	11	8(72.73)	3(27.27)
40-49	15	14(93.33)	1(6.67)
50-50	15	10(66.67)	5(33.33)
60-70	12	9(75)	3(25)
NS (No Significance)			
Lymph node status			
Negative	9	4(44.44)	5(55.56)
Few	19	13(68.42)	6(31.58)
Multiple	27	24(88.89)	3(11.11)
p value 0.0019 **<0. 001			
Tumor size/cm			
1.0-1.9	14	9(64.28)	5(35.72)
2-2.9	19	12(63.15)	7(36.85)
3-3.9	18	16(88.88)	2(11.12)
4-4.9	4	4(100)	0(0)
p value 0.0026 **<0. 001			

Por outro lado, a partir dos resultados do presente estudo, pode concluir-se que a análise dos níveis de ARNm da *CK19* em amostras de sangue de cancro da mama mostrou que a expressão do gene *da CK19* pode ser uma ferramenta útil para a discriminação entre tumores da mama malignos e benignos, o que, por sua vez, reflecte o valor diagnóstico da *CK19*. Também pode ser considerada como um potencial marcador de prognóstico, uma vez que a sua sobre-expressão está associada ao estado de múltiplos nódulos linfáticos e ao maior tamanho do tumor, o que reflecte o seu papel na metástase e no prognóstico do cancro da mama.

4.2.5 Expressão do gene *MUC1*

O gene *MUC1* codifica uma glicoproteína de mucina que se exprime de forma basal na maioria das células epiteliais. No cancro da mama e numa variedade de tumores epiteliais, a sua transcrição é dramaticamente aumentada (Zaretsky *et al,* 2006).

No que se refere à expressão do gene *MUC1*, os resultados do presente estudo mostraram que a percentagem de doentes com cancro da mama *MUC* 1-positivo 40 (72,73%) era significativamente mais elevada (valor de p = 0,0026 p <0,01) quando comparada com doentes com tumores benignos e controlos saudáveis, em que as percentagens de amostras *MUC1-positivas* eram 1 (10%) e 2 (10%), respetivamente (Figura 4-11).

A percentagem de doentes com cancro da mama *MUC1-positivo* também mostrou diferenças estatisticamente significativas (p= valor 0,0024 p <0,01) com a percentagem de doentes com cancro da mama MUC1-negativo 15 (27,27%) (Figura 4-12).

A utilização do valor de corte (2 vezes) da expressão do gene *MUC1* dividiu as amostras de cancro da mama em amostras com elevada expressão *de MUC1* 2 (5%) e com baixa expressão *de MUC1* 38 (95%) (Figura 4-13).

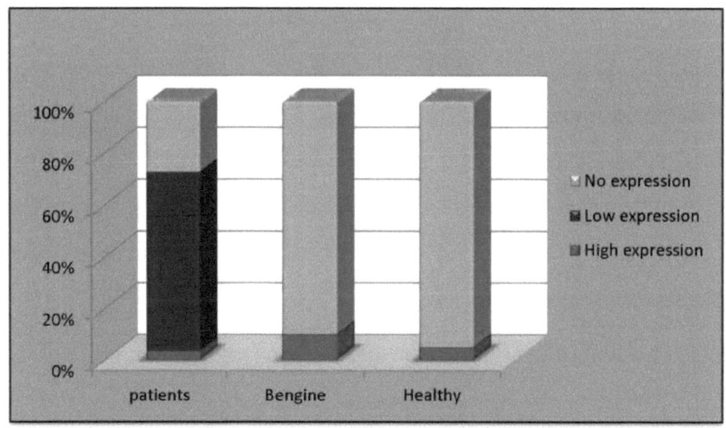

Figura 4-11: Diferenças na percentagem de amostras com expressão do gene *MUC1* entre os grupos do estudo

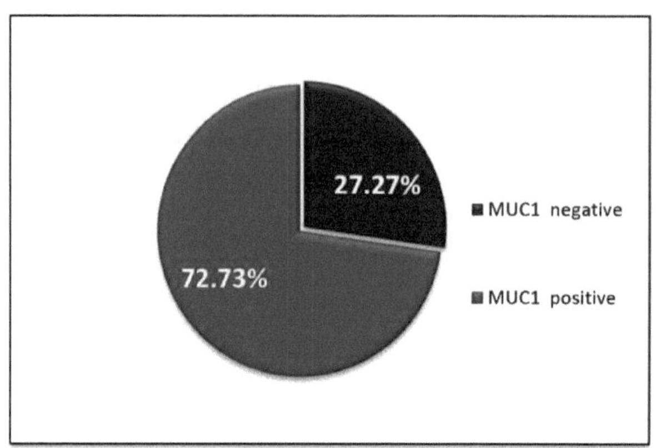

Figura 4 - 12: Distribuição das doentes com cancro da mama de acordo com a expressão do gene *MUC1*

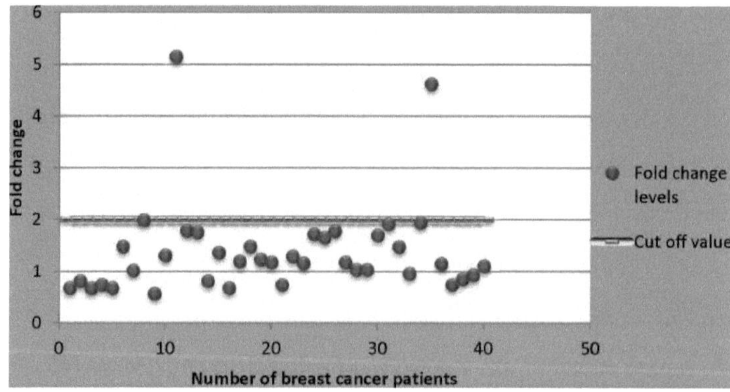

Figura 4 - 13: Diferenças nos níveis de expressão do gene *MUC1* de acordo com a alteração fold em doentes com cancro da mama (n=40).

Os resultados do presente estudo têm alguma semelhança com os relatados por outros estudos, incluindo Baker *et al, (2003)* que descobriram que *o MUC1* estava expresso em 69% das doentes com cancro da mama, mas em nenhuma das voluntárias saudáveis, Mitas *et al,* (2001) que descobriram que a expressão do gene *MUC1* foi diagnosticada em 81,5% das doentes com cancro da mama. Pereira *et al,* (2001) que verificaram que *o MUC1* foi detectado em 50 dos 67 casos de carcinoma invasivo, mas a expressão também foi detectada no epitélio benigno.

Por outro lado, os resultados do presente estudo foram diferentes dos resultados relatados por De Cremoux *et al,* (2006) que descobriram que os transcritos *de MUC1* foram detectados em 2 (24%) e em 27 (45%) doentes de dois grupos de cancro da mama que estudaram, mas também descobriram que 3 (11%) dos doentes com doença benigna da mama eram positivos para os transcritos *de MUC1*, e Mikhitarian *et al,* (2008) que mostraram que a positividade *de MUC1* era de 0% em amostras de sangue periférico e medula óssea de doentes com cancro da mama.

4.2.6 Efeito das caraterísticas clinicopatológicas na expressão do gene *MUC1*

A identificação da distribuição de acordo com os grupos etários do presente estudo não mostrou correlação significativa entre os níveis de expressão do gene *MUC1* e os grupos etários dos doentes (Tabela 4 - 5). Os resultados do presente estudo foram semelhantes aos de Pereira *et al,* (2001) que não encontraram correlações significativas entre a expressão *de MUC1* e a idade das doentes com cancro da mama.

Relativamente ao estado dos gânglios linfáticos, os resultados do presente estudo mostraram que a percentagem de doentes positivos para *MUC1* com poucos gânglios linfáticos (84,21%) era superior à dos doentes com múltiplos gânglios linfáticos (74,07%) ou sem gânglios linfáticos (44,44%), o que revelou diferenças estatisticamente significativas (valor de p =0,0017 $p<0,01$) (Tabela 4 - 5).

Os resultados do presente estudo foram diferentes dos relatados por outros estudos que não mostraram correlações significativas entre a expressão *de MUC1* e o estado dos gânglios linfáticos, incluindo Pereira *et al,* (2001) e Mikhitarian *et al,* (2008) e Noguchi *et al,* (1996). Por outro lado, estudos como o de Mitas *et al,* (2001) que demonstraram uma associação significativa entre a expressão da mucina 1 e o aumento do estado dos nódulos e das metástases do cancro da mama, e o de Jang *et al,* (2002) que verificaram que a expressão *da MUC1* estava associada a uma maior frequência de metástases nos nódulos linfáticos.

De acordo com o tamanho do tumor, os resultados mostraram que existia uma associação estatisticamente significativa (valor de p = 0,0328 $p<0,05$) entre o aumento da expressão do gene *MUC1* e o tamanho do tumor, uma vez que a percentagem mais elevada de doentes positivos para *MUC1* era de 3 (75%) com tumores de 4,0-4,9 cm (Tabela 4-5).

Os resultados do presente estudo foram diferentes da maioria dos outros estudos, incluindo Pereira *et al.* (2001) e Mikhitarian *et al.* (2008), que não encontraram correlações significativas entre a expressão da mucina e o tamanho do tumor.

O gene *MUC1* é expresso nos tumores da mama, com um nível elevado, mas variável, de transcrições, mas principalmente regulado em alta (Zaretsky *et al,1999).* O papel exato desta sobreexpressão e a regulação da expressão *do MUC1* não são completamente compreendidos. O seu papel na progressão do tumor é evocado porque foi demonstrado que a expressão de *MUC1* em toda a membrana celular reduz a interação célula-célula e célula-matriz extracelular (Yamamoto *et al,* 1997). *O MUC1* é expresso principalmente no tecido mamário e ovárico, e muito menos noutros tecidos epiteliais onde outros genes *MUC1* são expressos principalmente.

A identificação de genes sobre-expressos no cancro da mama (incluindo o *MUC1),* combinada com os avanços da biologia molecular, oferece a oportunidade de estabelecer formas mais sensíveis, específicas e económicas de identificar a doença metastática (Berns *et al,1992;* Pathak *et al,* 1996). Assim, o desenvolvimento de um ensaio de diagnóstico molecular capaz de detetar a expressão de genes associados ao cancro da mama no sangue periférico tem o potencial de melhorar consideravelmente o estadiamento e o tratamento do cancro da mama (Houghton *et al,*2001). No presente estudo, foram examinados os níveis de expressão do gene *MUC1* em doentes com cancro da mama, bem como em tumores benignos e controlos saudáveis. Os resultados reflectiram a possibilidade de detetar a transcrição desse gene em amostras de sangue normais e benignas, bem como em amostras de cancro da mama, mas com grandes diferenças nas percentagens das amostras e no nível de expressão do gene, o que, por sua vez, reflecte o valor do gene *MUC1* como ferramenta útil para discriminar os tumores da mama malignos dos não malignos. Os resultados também podem indicar que o gene *MUC1* não tem valor prognóstico, tal como mencionado para outros dois *genes* anteriores *(MGB1* e *CK19)*, uma vez que a percentagem mais elevada de expressão do gene *MUC1* foi detectada em doentes com poucos nódulos linfáticos em vez de múltiplos. No entanto, pode dizer-se que os resultados deste estudo fornecem provas de que *o MUC1*, bem como outros genes estudados, podem ser aplicados como parte de um painel de genes para a deteção do cancro da mama.

Tabela 4 - 5: Efeito das caraterísticas clinicopatológicas na expressão do gene *MUC1* em doentes com cancro da mama.

Variable	Number of cases	*MUC1-positive* No. (%)	*MUC1-egative* No. (%)
Age groups			
20-29	2	2(100)	0(0)
30-39	11	7(63.64)	4(36.36)
40-49	15	9(60)	6(40)
50-50	15	13(86.67)	2(13.33)
60-70	12	9(75)	3(25)
NS (No Significance)			
Lymph node status			
Negative	9	4(44.44)	5(55.56)
Few	19	16(84.21)	3(15.79)
Multiple	27	20(74.07)	7(25.93)
p value 0.0017 ** <0. 001			
Tumor size/cm			
1.0-1.9	14	10(71.42)	4(28.58)
2-2.9	19	14(73.68)	5(26.32)
3-3.9	18	12(66.67)	5(33.33)
4-4.9	4	3(75)	1(25)
p value 0.0328 * <0. 05			

4.3 quantificação de microRNAs por PCR em tempo real

Para explorar o potencial da utilização de miRNAs circulantes como novos biomarcadores para o cancro da mama, este estudo investigou os níveis de três miRNAs, *miR-195, miR-let 7a* e *miR-16. O miR-16* foi utilizado como controlo endógeno para normalizar os dados de qRT-PCR, uma vez que se verificou que é abundantemente expresso tanto em doentes com cancro como em controlos saudáveis (Mostert *et al,*2011; Kerin *et al,*2012).

4.3.1 Expressão do gene *miR-195*

No presente estudo, o valor médio da expressão do gene *miR-195* (alteração fold) no controlo saudável foi utilizado como valor de corte para separar as amostras em miR-195 positivas e *miR-195 negativas*; a expressão do gene *miR-195* foi detetada em níveis variáveis, normal (alteração fold média ≤ valor de corte = 0.638), baixo (alteração da dobra ≤ 2) e alto (alteração da dobra > 2) em todos os 85 participantes do estudo (55 doentes, 10 doentes com tumor benigno e 20 controlos saudáveis) com a alteração média da dobra de 6,5643 no grupo de doentes. A distribuição das amostras de cancro de acordo com o valor de corte (2 vezes) da expressão do gene *miR-195* mostrou que 38 (69,09%) das amostras eram altas, enquanto 8 (14,54%) das amostras eram baixas para a expressão *do* gene *miR-195* (Figura 4 - 14).

Este estudo mostrou que a percentagem de doentes com expressão positiva *do* gene *miR-195* 83,64% (n = 46) era significativamente superior à dos doentes com expressão negativa *do miR-195* 16,36% (n = 9) (*p-value* = 0,0017 *p<0*,01) (Figura 4 - 15). O estudo também mostrou que a percentagem de amostras com expressão elevada *de miR-195* 69,09% (n = 38) era significativamente mais elevada em comparação com doentes com tumores benignos e controlos saudáveis (*p-value* = 0,0001 *p<0*,01) que apresentavam uma expressão normal. O estudo também mostrou diferenças estatisticamente significativas entre amostras com alta expressão de miR-195-mRNA 38 (69,09%), amostras com baixa expressão de miR-195-mRNA 8 (14,54%) e amostras com expressão normal de miR-195-mRNA 9 (16,36%) *(*valor de *p* = 0,0029 *p* < 0,01). A Tabela (4 - 6) mostra a distribuição da expressão do gene *miR-195* entre os grupos de estudo.

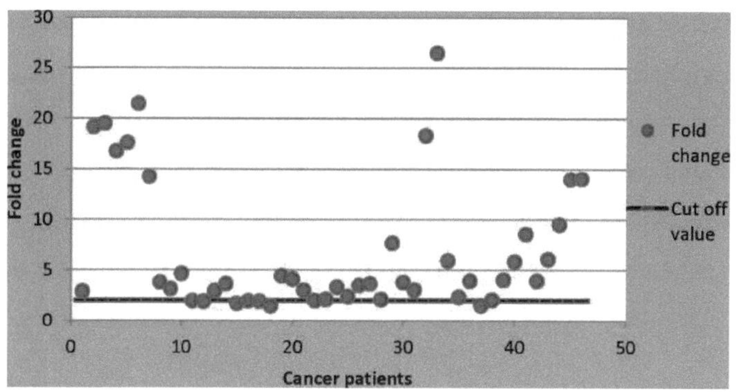

Figura 4 -14: Diferenças nos níveis de expressão do gene *miR-195* de acordo com o fold change em doentes com cancro da mama (n=46).

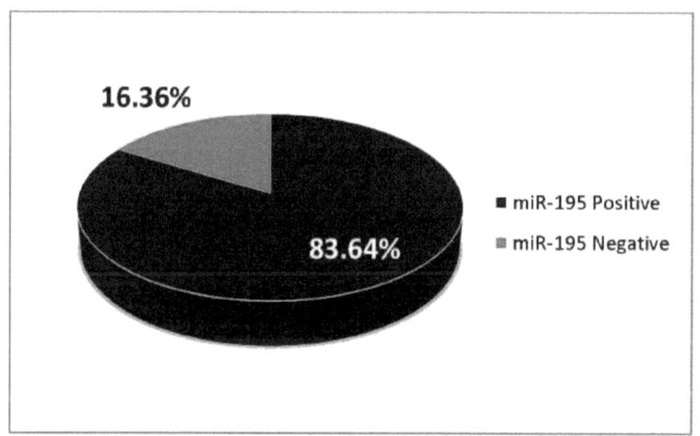

Figura 4 - 15: Distribuição dos doentes com cancro da mama de acordo com a expressão do gene *miR 195*.

Tabela 4- 6: Distribuição das amostras com expressão do gene *miR-195* entre os grupos de estudo.

Groups	Total	***miR-195* Expression**						*P value*
		High Expression		Low Expression		Normal expression		
		No.	%	No.	%	No.	%	
patients	55	38	69.09%	8	14.55%	9	16.36%	0.0029
Bengine	10	0	0%	0	0%	10	100%	0.0018
Healthy	20	0	0%	0	0%	20	100%	0.0018
P- value		0.0001		0.048		0.0035		

Os resultados do presente estudo são consistentes com os dados relatados por Kerin *et al.*(2012), que mostraram que o nível de *miR-195* era significativamente mais elevado, em média, nas doentes com cancro da mama do que nos controlos benignos e saudáveis ($p<0,01$), correspondendo a uma alteração média de 19,2 vezes. Mostert *et al,*(2011) mostraram que *o miR- 195* foi expresso a um nível mais elevado em doentes com cancro da mama do que em controlos, com uma fold change média de 19. Além disso, o nível deste miRNA diminuiu significativamente após a ressecção do tumor. Wang *et al,*(2014) relataram que o nível de expressão *do miR-195* aumentou em doentes com cancro da mama e diminuiu após a ressecção do tumor. Os resultados deste estudo são semelhantes aos dados relatados por Heneghan *et al,* (2010) que mostraram que a expressão elevada do *miR-195* circulante diferenciava significativamente as doentes com cancro da mama dos controlos ($p<0,01$). Os presentes resultados são inconsistentes com os relatados por Li *et al.* (2011), que mostraram que o nível de expressão *do miR-195* estava significativamente regulado para baixo em doentes com cancro da mama quando comparado com o dos tecidos normais ($P<0,01$) e com o dos tumores benignos ($P<0,05$), sugerindo que o nível de *miR-195* estava inversamente associado à malignidade do cancro da mama humano.

4.3.2 Efeito das caraterísticas clínico-patológicas na expressão *do miR-195*

Para além de avaliar a expressão do gene *miR-195* e compará-la com a de doentes com tumores benignos e controlos saudáveis, foi investigada a relação entre os níveis de expressão do *miR-195* e as caraterísticas clinicopatológicas do cancro da mama. De acordo com os grupos etários, não se verificou uma correlação significativa entre os níveis de expressão *do gene miR-195* e este parâmetro (Figura 4 -16). De acordo com o historial familiar, o presente estudo também não mostrou uma correlação significativa entre a expressão *do miR-195* e o historial familiar das doentes (Valor LSD = 0,902 NS).

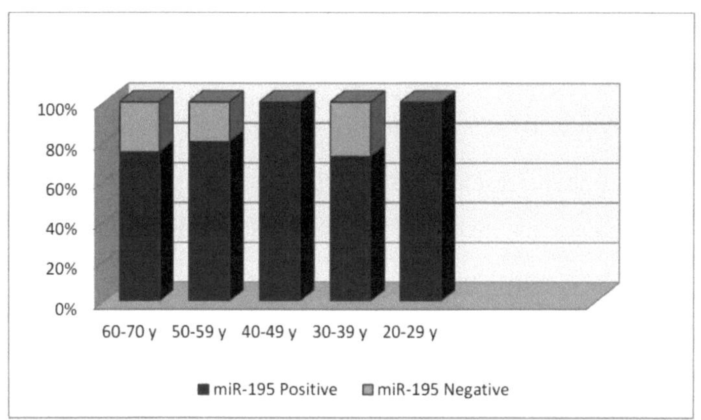

Figura 4 - 16: Diferenças na percentagem de amostras que expressam o gene *miR-195* com os grupos etários dos doentes.

De acordo com o estado dos gânglios linfáticos, verificou-se que os doentes com metástases em múltiplos e poucos gânglios linfáticos apresentavam uma percentagem significativamente mais elevada de expressão *do miR-195* do que os doentes sem metástases em gânglios linfáticos, 92,6% e 89,47%, respetivamente (p = 0,0026 p<0,01) (Tabela 4-7).

Tabela 4- 7: Efeito do estado dos gânglios linfáticos na expressão do gene *miR-195*.

Lymph node status	Total	*miR-195* Expression				P-value
		Expression		No		
		No.	%	No.	%	
Negative	9	4	44.44	5	55.56	0.0127
Few	19	17	89.47	2	10.53	0.0001
Multiple	27	25	92.6	2	7.4	0.0001
Total	55	46	83.64	9	16.36	0.0025
P- value	.	.	0.00026	.	0.00026	.

Relativamente ao tamanho do tumor, a Tabela (4-8) mostra o efeito do tamanho do tumor nas amostras de doentes positivos *para miR-195*. Os resultados mostraram que houve um aumento da expressão do gene *miR-195* com o aumento do tamanho do tumor, uma vez que a percentagem mais elevada (100%) de doentes com expressão de *miR-195* tinha um tamanho de tumor de 4,0-4,9 cm, o que mostrou diferenças estatisticamente significativas *(p* = 0,00027 *p<0*,01).

Os resultados do presente estudo são semelhantes aos resultados de Heneghan *et al.*(2010), que observaram níveis de *miR-195* sistémicos significativamente mais elevados entre tumores pequenos (T1 e T2) e o tamanho do tumor T3 e T4 (*p* = 0,002 *p<0*,01).

Tabela 4- 8: Efeito do tamanho do tumor na expressão do gene *miR-195*.

Tumor size (cm)	Total	*miR-195* Expression				P-value
		Expression		No		
		No.	%	No.	%	
1.0-1.9	14	14	100	0	0	0.0001
2.0-2.9	19	14	73.68	5	26.32	0.0026
3.0-3.9	18	14	77.78	4	22.22	0.0022
4.0-4.9	4	4	100	0	0	0.0001
Total	55	46	83.64	9	16.36	0.0017
P- value	.	.	0.00027	.	0.00027	.

Os resultados do presente estudo são consistentes com os dados relatados por Mo *et al.*(2012), que mostraram que *o miR-195* estava muito mais elevado em doentes diagnosticadas com cancro da mama nos estádios I a IV do que em indivíduos sem doença. Mostraram também que o nível de *miR-195*, tanto no tecido tumoral como na circulação, estava aumentado nos estádios progressivos do cancro da mama, o que significa que *o miR-195* estava mais expresso no estádio IV do que nos estádios I ou II. Os presentes resultados também são semelhantes aos relatados por Kerin *et al.*(2012), que mostraram um aumento significativo do nível de expressão *do miR-195* em cancros da mama metastáticos em comparação com tumores em fase inicial.

Heneghan *et al.* (2010) provaram que *o miR-195* circulante podia ser utilizado como biomarcador específico do cancro da mama, em comparação com os doentes com tumores benignos e os indivíduos saudáveis. Foi observado um nível significativamente elevado de *miR-195* apenas em amostras de sangue total pré-operatório de cancro da mama, mas não noutros tipos de cancro, como o do cólon, da próstata, renal e melanoma.

As conclusões de Heneghan *et al.*(2010), Mostert *et al.*(2011), Kerin *et al.*(2012), Wang *et al.*(2014) e as conclusões deste estudo demonstram que *o miR-195* associado ao cancro no sangue pode potencialmente servir como um novo biomarcador não invasivo para o cancro da mama, uma vez que está significativamente aumentado no sangue de doentes com cancro da mama em comparação com doentes com tumores benignos e indivíduos de controlo sem doença, o que, por sua vez, reflecte o valor diagnóstico do *miR-195* no cancro da mama. Neste estudo, a correlação significativa da expressão *do miR-195* com caraterísticas clinicopatológicas (tamanho do tumor e estado dos nódulos linfáticos) sugere o potencial valor prognóstico deste microRNA circulante no cancro da mama.

4.3.3 **Expressão do gene *miR-let 7a***

O presente estudo utilizou um valor médio da expressão do gene *miR-let 7a* (fold change) no controlo saudável como valor de corte para separar as amostras em amostras positivas para o miR-let 7a e amostras *negativas para o miR-let 7a.* A expressão do *miR-let 7a* foi detectada em níveis variáveis, normal (alteração do fold ≤ valor de corte = 1,562), baixa (alteração do fold ≤ 4) e alta (alteração do fold > 4) em todos os 85 participantes do estudo com a alteração média do fold de 4,1892. Para o *miR-let7a*, o valor de corte (4 vezes) foi utilizado para dividir as amostras de cancro da mama em amostras com expressão elevada 12 (26,67%) e amostras com expressão baixa 33 (73,33%) (Figura 4 - 17). A percentagem de doentes com cancro da mama *miR-let 7a-positivo* 81,82%(n=45) foi significativamente mais elevada (valor p= 0,0027 p <0,001) quando comparada com doentes *miR-let 7a-negativo* 18,18%(n=10) (Figura 4 - 18). Os resultados mostraram que a percentagem de doentes com níveis elevados e baixos de expressão do gene *miR-let 7a* era significativamente mais elevada em comparação com os doentes com tumores benignos e os controlos saudáveis (*valor de p* 0,0026, 0,0001 p< 0,01, respetivamente) que apresentavam uma expressão normal.

O presente estudo também mostrou diferenças estatisticamente significativas entre amostras com elevada expressão de *miR-let 7a-mRNA*, amostras com baixa expressão de *miR- let 7a-mRNA* e amostras com expressão normal *de miR-let 7a-mRNA* 10(18,18%) *(*valor de p=0,0027 *p*<*0*,01). A Tabela (4- 9) mostra a distribuição da expressão do gene *miR-let 7a* entre os grupos de estudo.

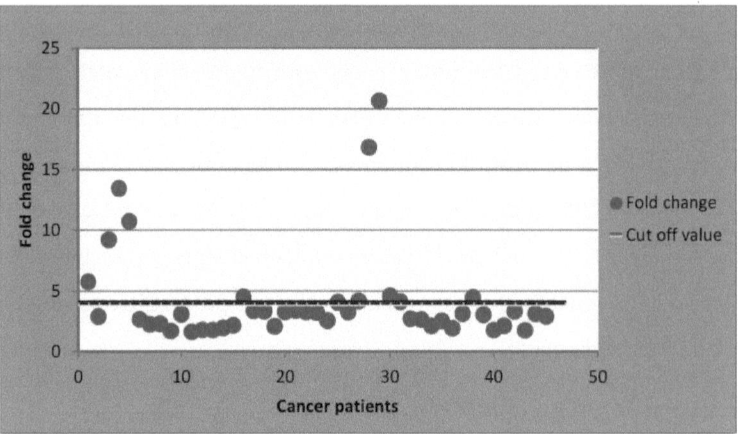

Figura 4 - 17: Diferenças nos níveis de expressão do gene *miR-let 7a* de acordo com o fold change em doentes com cancro da mama (n=45).

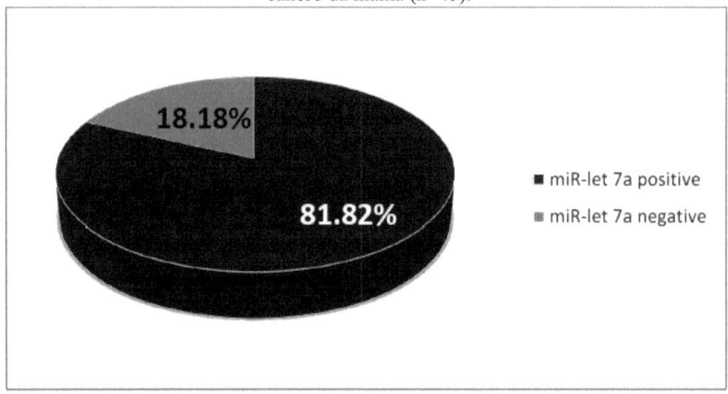

Figura 4 -18: Distribuição das doentes com cancro da mama de acordo com a expressão do gene *miR-let 7a.*

Tabela 4- 9: Distribuição das amostras com expressão do gene *miR-let 7a* entre os grupos de estudo.

Groups	Total	*miR-let 7a* Expression						*P value*
		Highly Expressed		Low Expressed		Normally expressed		
		No.	%	No.	%	No.	%	
patients	55	12	21.82%	33	60.00%	10	18.18%	0.0027
Benign	10	0	0%	0	0%	10	100%	0.0018
Healthy	20	0	0%	0	0%	20	100%	0.0018
P- value	.	.	0.0026	.	0.0001	.	0.0053	

Os resultados do presente estudo são semelhantes aos relatados por Kerin *et al.*(2012), que demonstraram que o nível de *miR-let 7a* era significativamente mais elevado, em média, nos doentes com cancro da mama do que nos controlos benignos e saudáveis (p<0,01), correspondendo a uma alteração média de 11,2. Heneghan *et al.*(2010) e Wang *et al.*(2014) relataram que o nível de *miR-let 7a* foi observado como sendo mais elevado na circulação de pacientes com cancro da mama do que em indivíduos de controlo (p <0,01). Os resultados do presente estudo são diferentes dos obtidos por Lorio *et al.*(2005), que demonstraram que *o miR-let 7a* era regulado negativamente em doentes com cancro da mama. Além disso, estes resultados são inconsistentes com os relatados por Boyerinas *et al.*(2010), que mostraram uma regulação negativa da expressão *do miR-let 7a* em doentes com cancro da mama, em comparação com indivíduos do grupo de controlo.

4.3.4 Efeito das caraterísticas clinicopatológicas na expressão *do miR-let 7a*

Para além de avaliar os níveis de expressão entre os grupos de estudo, foram investigadas outras caraterísticas clinicopatológicas associadas à expressão *de miR-let 7a*, incluindo o estado dos gânglios linfáticos, o tamanho do tumor, a idade e a história familiar. A identificação da distribuição de acordo com os grupos etários do presente estudo não revelou uma correlação significativa entre os níveis de expressão *do* gene *miR-let7a* e os grupos etários dos doentes (Figura 4-19). O presente estudo também não revelou uma correlação significativa entre a expressão *do miR-let7a* e a história familiar dos doentes (valor LSD = 0,661 NS).

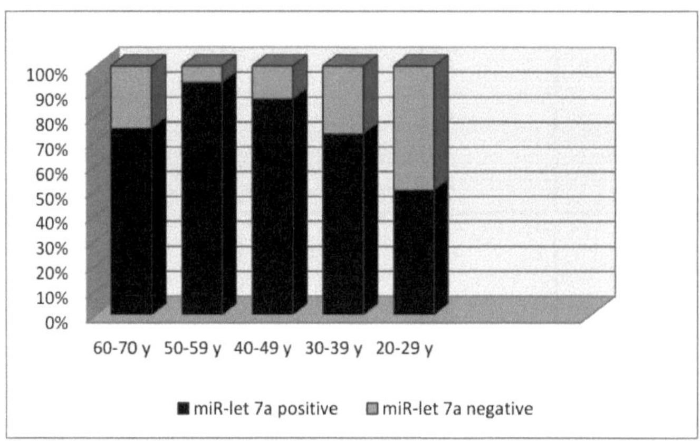

Figura 4 - 19: Diferenças na percentagem de amostras que expressam o gene *miR-let 7a* com os grupos etários dos doentes.

Em correlação com o estado dos gânglios linfáticos, os resultados do presente estudo mostraram que a percentagem de doentes positivos para *a letra 7a* com metástases em múltiplos gânglios linfáticos (85,18%) e com poucas metástases em gânglios linfáticos (82,21%) era significativamente diferente da dos doentes sem metástases em gânglios linfáticos *(*valor de *p* 0,0149 $p < 0,05$) (Quadro 4-10).

De acordo com o tamanho do tumor, os resultados mostraram que houve um aumento da expressão do gene *miR-let 7a* com o aumento do tamanho do tumor, uma vez que a percentagem mais elevada (100%) de doentes positivos para *o miR-let 7a* tinha um tamanho de tumor de 4,0 - 4,9 cm, o que mostrou diferenças estatisticamente significativas *(*valor de p=0,0019 $p<0$,01) (Tabela 411). Os resultados do presente estudo contradizem os relatados por Wang e Wu (2007), que demonstraram que a expressão do *miR-let 7a* estava regulada negativamente em amostras de cancro da mama com metástases nos gânglios linfáticos, sugerindo que uma expressão reduzida *do miR-let 7a* poderia estar associada a um mau prognóstico. Kerin *et al*,(2012) referiram que os doentes com nódulos linfáticos positivos apresentavam níveis significativamente mais baixos, em média, de *miR-let 7a* circulante em comparação com os doentes com doença negativa (valor $p = 0{,}002$ $p<0{,}01$).

Tabela 4 - 10: Efeito do estado dos gânglios linfáticos na expressão do gene *miR-let 7a*.

Lymph node status	Total	*miR-let 7a* Expression				P-value
		Expression		No		
		No.	%	No.	%	
Negative	9	6	66.67	3	33.33	0.0027
Few	19	16	82.21	3	15.79	0.0025
Multiple	27	23	85.18	4	14.82	0.0025
Total	55	45	81.82	10	18.18	0.0015
P- value	.	.	0.0149	.	0.0149	.

Tabela 4 - 11: Efeito do tamanho do tumor na expressão do gene *miR-let 7a*.

Tumor size (cm)	Total	*miR-let 7a* Expression				P-value
		Expression		No		
		No.	%	No.	%	
1.0-1.9	14	12	85.71	2	14.29	0.0001
2.0-2.9	19	12	63.16	7	36.84	0.0024
3.0-3.9	18	17	94.45	1	5.55	0.0001
4.0-4.9	4	4	100	0	0	0.0001
Total	55	45	81.82	10	18.18	0.0014
P- value	.	.	0.0019	.	0.0019	.

O Let-7 é amplamente considerado como um miRNA supressor de tumores. Em consonância com esta atividade, a expressão dos membros da família *let-7* está diminuída em muitos tipos de cancro, quando comparada com o tecido normal e durante a progressão do tumor. Em algumas formas de cancro, a maioria ou todos os membros da família *let-7* parecem estar regulados negativamente (Takamizawa *et al,* 2004, Dahiya *et al,* 2008 e O'Hara *et al,* 2009). A regulação negativa do *miR-let 7a* pode ser explicada pela interação do *let 7a* com o seu mRNA alvo, o oncogene *KRAS*, a nível celular. Uma evidência propõe que a interação disfuncional entre o *let 7a* e o

KRAS, resultante de um polimorfismo de um único nucleótido no sítio complementar do *let 7a* na região *3'* não traduzida *do KRAS*, impede que *o let 7a* se ligue e exerça o seu efeito supressor de tumores, resultando na sobre-expressão do oncogene (Chin *et al,* 2008). Uma hipótese plausível é a de que esta incapacidade particular de ligação entre o miRNA e o mRNA poderia levar a níveis de expressão mais baixos de *let 7a* nos tecidos tumorais (Johnson *et al,* 2007).

O presente estudo foi um dos poucos estudos que demonstraram uma regulação positiva do gene *miR-let 7a* em caso de metástases em múltiplos gânglios linfáticos em comparação com a fase inicial, incluindo Boyerinas *et al.*(2010), que referiram que os níveis de *miR-let 7a* aumentavam na fase tardia em comparação com a fase inicial do cancro. Foi também observada, com menor frequência, a regulação positiva de certos membros da família *let-7*, o que sugere que *o let-7* não desempenha uma função supressora de tumores em todas as circunstâncias e/ou em todos os tecidos. A regulação positiva de *let-7b* e *let-7i* foi associada à transformação de alto grau no linfoma (Lawrie *et al,* 2008), indicando que a expressão aumentada de membros da família *let-7* poderia ser utilizada como marcador de prognóstico para identificar doentes em risco de transformação de alto grau ou de cancro de grau superior. A análise mecanicista mais pormenorizada de um membro da família *let-7* com regulação positiva foi efectuada para o *let-7a.* Verificou-se que a hipometilação do locus *let-7a* provoca uma maior expressão de *let-7a* no cancro epitelial do ovário (Lu *et al,* 2007) e no cancro do pulmão (Brueckner *et al,* 2007).

Este estudo centrou-se, em primeiro lugar, na regra da expressão do *miR-let 7a* na discriminação entre tumores malignos e benignos em vez de controlos saudáveis. Verificou-se que *o miR-let 7a* estava significativamente sobre-expresso em doentes com cancro da mama em comparação com doentes com tumores benignos e controlos saudáveis, o que sugere o valor de diagnóstico deste microRNA no cancro da mama.

O presente estudo centrou-se, em seguida, na potencial relação entre os níveis de expressão do *miR-let 7a* significativamente sobre-expresso e várias caraterísticas clinicopatológicas do cancro da mama. O estudo observou uma correlação significativa entre a expressão *do miR- let 7a* e o estádio clínico avançado (estado de múltiplos nódulos linfáticos e tamanho grande do tumor), o que indica que *o miR-let 7a* pode ser um bom candidato como marcador de prognóstico molecular no cancro da mama.

4.4 Resultados da correlação do painel de genes

Os painéis de marcadores de expressão genética têm sido recentemente uma ferramenta eficaz tanto para prever o risco de cancro da mama como para orientar a decisão de tratamento. Neste estudo, foi selecionado um painel de cinco genes marcadores *(MGB1, CK19, MUC1, miR-195 e miR-let 7a)* para avaliar o seu papel no diagnóstico e prognóstico do cancro da mama. A comparação do rácio de genes positivos entre os grupos de estudo utilizando o valor LSD revelou uma diferença estatisticamente significativa (valor LSD = 11,299 p <0,05) (Tabela 4 - 12).

Tabela 4 -12: Comparação entre os doentes, o grupo benigno e o grupo saudável em termos de percentagem de genes positivos.

Group	No.	Mean ± SE of positive gene ratio
Patients	55	73.09 ± 2.75
Benign	10	4.00 ± 2.67
Healthy	20	1.00 ± 0.50
LSD Value	----	11.299
(P<0.05).		

A distribuição da expressão do painel de genes mostrou que, dos 55 doentes, 1 (1,82%) doente era positivo para um gene, 6 (10,91%) doentes eram positivos para dois genes, 17 (30,91%) doentes eram positivos para três genes, 18 (32,73%) doentes eram positivos para quatro genes e 13 (23,63%) doentes eram positivos para cinco genes. Por outro lado, 54(98,1%) doentes eram positivos para dois e mais genes, 48(87,27%) doentes eram positivos para três e mais genes e 31(56,36%) doentes eram positivos para quatro e mais genes (Tabela 4- 13) e (Figura 4- 20).

Tabela 4 -13: Distribuição do número de genes com expressão positiva em cada amostra.

Number of expressed gene / patient	**Patients**	
	No.	**%**
5 genes	13	23.63
4 genes	18	32.73
3 genes	17	30.91
2 genes	6	10.91
1 gene	1	1.82
None	0	0
≥ 2 genes	54	98.1
≥ 3 genes	48	87.27
≥ 4 genes	31	56.36

A identificação da expressão de cada gene individualmente (Tabela 4 - 14), mostrou que os genes mais frequentemente sobre-expressos foram o *miR-195 (46/55;* 83,64%) e *o miR-let 7a* (45/55; 81,82%), seguidos do *CK19* (41/55; 74,54%), *MUC1* (40/55; 72,73%) e *MGB1* (30/55; 54,54%).

Tabela 4 - 14: Distribuição do grupo de doentes de acordo com os genes com expressão positiva.

Gene	Patients Group				*P value*
	Expresed		Not expresed		
	Number	Percentage	Number	Percentage	
MGB1	30	54.54%	25	45.00%	0.038
CK19	41	74.54%	14	25.46%	0.0014
MUC-1	40	72.73%	15	27.27%	0.0015
miR-195	46	83.64%	9	16.36%	0.0028
miR-let-7a	45	81.82%	10	18.18%	0.0035

A associação entre os níveis de expressão dos genes no grupo de doentes foi testada utilizando os coeficientes de correlação de Spearman ($\mathbf{r}_s$). Para aumentar a capacidade desse painel de genes para discriminar entre o cancro da mama e os grupos de controlo (indivíduos benignos e saudáveis), foram examinadas as combinações de dois genes.

Nessa base, os três valores mais elevados dos coeficientes de correlação de postos de spearman (**r_s**) foram 0,56, 0,51 e 0,41 para as combinações *(miR-195 + miR-let 7a)*, *(miR-195 + CK19)* e *(miR- let 7a + CK19)*, respetivamente. Os resultados mostraram que a combinação *(miR-195 + miR-let 7a)* foi positiva em 40 (72,72%) doentes, *(miR-195 + CK19)* foi positiva em 36 (65,45%) doentes e a combinação *(miR-let 7a + CK19)* foi positiva em 34 (61,81%) doentes. As correlações das restantes combinações não foram significativas.

Foram também testadas combinações de três ou mais genes, examinando todas as combinações possíveis dos cinco genes. As combinações que incluíam três e quatro genes (Tabela 4 -15; Tabela 4 -16, respetivamente) mostraram que apenas uma combinação de três genes *(CK19, miR-195 e miR-let 7a)* teve uma expressão positiva significativa com uma percentagem de 60% (33/55) (**r_s** = 0,47). Todas as outras combinações restantes não foram significativas.

Tabela 4 -15: Número de amostras positivas com diferentes combinações de três genes.

Three gene combination	Positive patients sample	
	No.	%
MGB1 + CK19 + MUC1	17	30.9
MGB1+ CK19 + miR-195	21	38.18
MGB1 + CK19 + miR-let 7a	21	38.18
MGB1 + MUC1 + miR-195	16	29.09
MGB1 + MUC1 + miR-let 7a	18	32.72
MGB1 + miR-195 + miR-let 7a	23	41.81
CK19 + MUC1 + miR-195	22	40
CK19 + MUC1 + miR-let 7a	20	36.36
CK19 + miR-195 + miR-let 7a	33	60
MUC1 + miR-195 + miR-let 7a	27	49.09

Tabela 4 -16: Número de amostras positivas com diferentes combinações de quatro genes.

Four gene combination	Positive patients sample	
	No.	%
MGB1 + CK19 + MUC1 + miR-195	14	25.54
MGB1+ CK19 + MUC1 + miR- let 7a	14	25.54
CK19 + MUC1 + miR-195 + miR-let 7a	19	34.54
MGB1 + MUC1 + miR-195 + miR-let 7a	15	27.27
MGB1 + CK19 + miR-195 + miR-let 7a	21	38.18

Foi observada uma heterogeneidade notável da expressão genética para cada doente com cancro da mama, por exemplo, algumas doentes (23,63%) eram positivas para os cinco genes testados, enquanto outras (1,82%) eram positivas apenas para um destes genes.

Com base nas caraterísticas clinicopatológicas, 92,6% (25/27) dos doentes com estado de múltiplos nódulos linfáticos tinham mais de três genes positivos e 95.45% (21/22) dos doentes com um tamanho de tumor superior a 3 cm tinham mais de três genes positivos, enquanto 100% dos doentes com um tamanho de tumor superior a 4 cm tinham mais de quatro genes positivos, o que reflecte que a percentagem de amostras com expressão de genes positivos era mais elevada no grupo de doentes com metástases verificadas (estado de múltiplos nódulos linfáticos e tamanho de tumor grande) do que nos doentes com cancro da mama inicial (sem metástases linfáticas e tamanho de tumor pequeno).

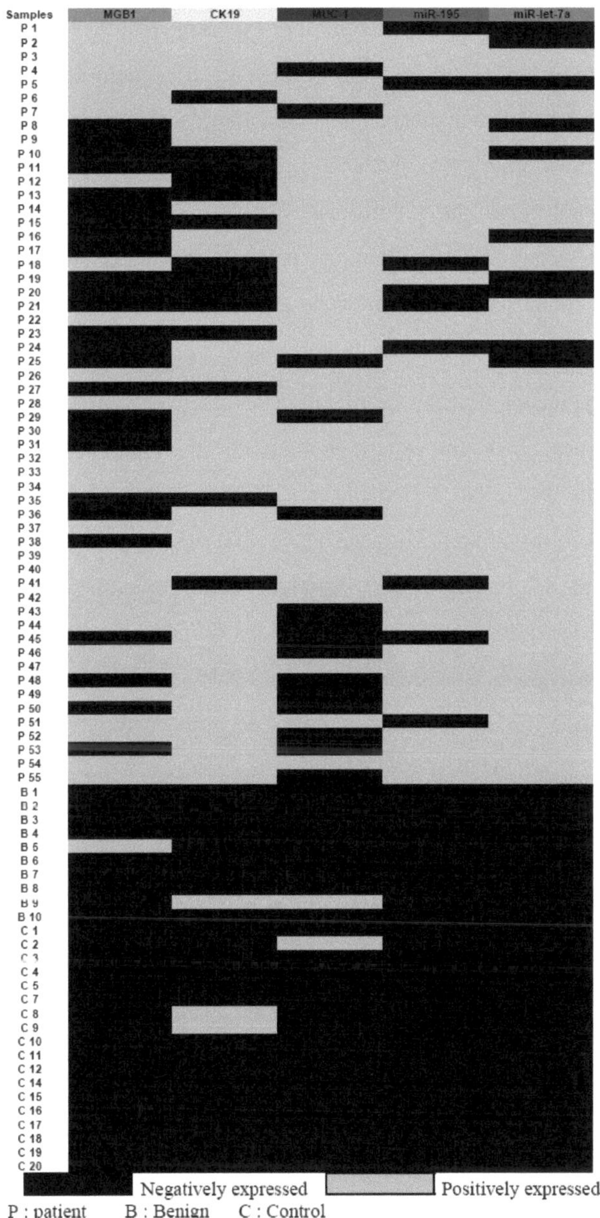

Figura 4 - 20: Expressão diferencial de genes entre os grupos de estudo.

Curiosamente, *o miR-195, o miR-let 7a* e *o CK19,* individualmente, foram altamente expressos em doentes com estado de múltiplos gânglios linfáticos (92,6% , 85,18% e

88,89%, respetivamente) e apresentaram uma expressão de 100% para cada um deles com tamanho de tumor de 4,0 - 4,9 cm (Tabela 4 - 17). Além disso, estes três genes foram incorporados de forma diferenciada para criar as três combinações diferentes de dois genes que mostraram uma correlação significativa e para criar a combinação mais significativa de três genes que se verificou estar significativamente correlacionada. As combinações de genes foram examinadas para determinar se um conjunto de genes resultava numa melhoria da discriminação entre controlo benigno e saudável de um lado e doentes com cancro da mama do outro lado.

CK19 (uma parte da combinação significativa de três genes), um biomarcador epitelial de importância prognóstica no cancro da mama (Stathopoulou *et al,* 2002; Xenidis *et al, 2003;* Xenidis *et al, 2006;* Ignatiadis *et al,* 2007; Ignatiadis *et al,*2008), é detectado na circulação porque os tumores invasivos, como o carcinoma ductal invasivo IDC (o tumor das doentes do presente estudo), libertam células tumorais para a circulação para apoiar as metástases, o que explica os resultados do presente estudo, que mostraram uma elevada frequência de expressão do gene *CK19* em doentes com metástases em múltiplos gânglios linfáticos e com tumores de grandes dimensões, o que reflecte finalmente o valor prognóstico da *CK19.*

Tabela 4 - 17: Efeito do estado dos gânglios linfáticos e do tamanho do tumor na expressão de três combinações de genes *CK19, miR-195* e *miR-let 7a.*

Lymph node status	**Tota l**	**CK19 Expression**		**miR-195 Expression**		**miR-let 7a Expression**	
		No.	%	No.	%	No.	%
Negative	9	4	44.44	4	44.44	6	66.67
Few	19	13	68.42	17	89.47	16	82.21
Multiple	27	24	**88.89**	25	**92.6**	23	**85.18**
Tumor size (cm)							
1.0-1.9	14	9	64.28	14	100	12	85.71
2.0-2.9	19	12	63.15	14	73.68	12	63.16
3.0-3.9	18	16	**88.88**	14	**77.78**	17	**94.45**
4.0-4.9	4	4	**100**	4	**100**	4	**100**

Os resultados do *miR-let 7a* e do *miR-195,* (outros dois membros da combinação significativa de três genes), mostraram que os níveis de expressão eram significativamente mais elevados em doentes com cancro da mama do que em controlos saudáveis. Os níveis elevados destes dois miRNAs aumentaram o poder discriminatório desta combinação de genes para o cancro da mama. Os níveis significativamente elevados destes dois genes em doentes com estado de múltiplos gânglios linfáticos ou com tumores de grandes dimensões confirmam a sua relação com as metástases e o seu valor prognóstico. Além disso, os resultados demonstram que estes dois miRNAs associados ao cancro podem potencialmente servir como novos biomarcadores não invasivos no sangue para o cancro da mama.

Os tumores da mama são altamente heterogéneos e, por conseguinte, um painel de vários marcadores pode ser mais fiável do que um único alvo para a deteção sensível do cancro da mama maligno (Houghton *et al,*2001; Bosma *et al,* 2002; Zehentner *et al,*2002; Gilbey *et al,* 2004). A presença de três genes positivos (marcadores) no sangue periférico foi associada a um prognóstico progressivamente pior em comparação com a presença de um gene positivo. Por conseguinte, o ensaio de três marcadores poderia fornecer informações prognósticas importantes aos doentes (Ignatiadis *et al,* 2008). Para o efeito, os genes foram analisados no âmbito deste estudo, que demonstrou um valor potencial de diagnóstico e prognóstico do painel de três genes *(miR-195, miR-let 7a* e *CK19)* no cancro da mama.

Conclusões e recomendações

I. Conclusões

Com base nos resultados do presente estudo, podem concluir-se os seguintes pontos:

1. A utilização de um painel de diversos genes contendo ARNm e ARNm proporciona maior especificidade e sensibilidade para a deteção precoce do cancro da mama e para o diagnóstico da progressão do tumor.

2. O ARNm da mamoglobina humana é o marcador mais sensível e específico das células do cancro da mama, uma vez que não se expressa em indivíduos saudáveis, o que reflecte o seu potencial valor diagnóstico e prognóstico para a deteção precoce do cancro da mama.

3. Os resultados do presente estudo sugerem que tanto a CK19 como a MUC1 são marcadores moleculares úteis para a progressão do cancro da mama e não para a discriminação entre tumores da mama benignos e malignos, uma vez que foram expressas tanto em tumores benignos como em controlos saudáveis.

4. Os dados do presente estudo demonstraram a especificidade do miR-let 7a circulante elevado em combinação com o miR-195 para discriminar o cancro da mama de tumores benignos e de controlos saudáveis, o que reflecte a sua potencial utilidade como marcador não invasivo para a deteção do cancro da mama, mesmo nas fases mais precoces do cancro.

5. A combinação dos três genes (miR-195, miR-let 7a e CK19) pode ter aplicações potenciais como marcadores de diagnóstico e prognóstico do cancro da mama.

II. Recomendações

1- Estudos moleculares adicionais do MGB1 como marcador molecular altamente específico e sensível para a deteção de células mamárias e cancro da mama.

2- São necessários mais trabalhos com uma população maior de pacientes para validar o painel de combinação de três genes (miR-195, miR-let 7a e CK19) como um painel de genes de diagnóstico benéfico para o cancro da mama.

3- Investigação mais intensiva sobre a identificação de novos miRNAs, a elucidação dos seus alvos de mRNA, de modo a melhorar o nosso conhecimento do papel destes novos biomarcadores na carcinogénese e a expor o seu verdadeiro potencial como agentes de diagnóstico, prognóstico e terapêuticos.

Referências

- Aerts J., Wynendaele W., Paridaens R., et al.(2001). Uma reação em cadeia da polimerase transcriptase reversa quantitativa em tempo real (RT-PCR) para detetar células de carcinoma da mama no sangue periférico. Ann. Oncol; 12: 39-46.
- Alessandro B. e Dennis C. S. (2011). A patologia molecular da progressão do cancro da mama. J. Pathol; 223: 307-317.
- Allard W.J., Matera J., Miller M.C., et al. (2004).As células tumorais circulam no sangue periférico de todos os principais carcinomas, mas não em indivíduos saudáveis ou em doentes com doenças não malignas. Clin. Cancer Res; 10: 6897-6904.
- Ambros V. (2004). As funções dos microRNAs animais. Nature; 431: 350-355.
- Asworth T.R. Um caso de cancro em que células semelhantes às dos tumores foram observadas no sangue após a morte. Aust Med J 1869,14:146-9. Citado de Ross JS, Slodkowska EA. (2009).Circulating and disseminated tumor cells in the management of breast cancer. Am J Clin Pathol; 132:237-45.
- Atalay M. C. (2004). Resistência a múltiplos fármacos no cancro da mama de evolução local. Tese de doutoramento. Escola de pós-graduação em ciências naturais e aplicadas da Universidade Técnica do Médio Oriente, Turquia.
- Baker .K.M., Mikhitarian K., Osta W., et al. (2003). Molecular Detection of Breast Cancer Cells in the Peripheral Blood of Advanced-Stage Breast Cancer Patients Using Multimarker Real-Time Reverse Transcription-Polymerase Chain Reaction and a Novel Porous Barrier Density Gradient Centrifugation Technology. Clinical Cancer Research; 9 : 4865-4871.
- Bartel D.P. (2004). MicroRNAs: genómica, biogénese, mecanismo e função. Cell; 116(2): 281-297.
- Berns E. M., Klijn J. G., van Putten W. L., et al. (1992). A amplificação de C-myc é um melhor fator de prognóstico do que a amplificação de her2/neu no cancro da mama primário. Cancer Res.; 52: 1107-1113.

• Bernstein E., Kim S.Y., Carmell M.A., et al. (2003). Dicer é essencial para o desenvolvimento do rato. Nat. Genet.; 35: 215-217.

• Bitisik O., Saip P., Saglam S., Derin D. e Dalay N. (2010). Os transcritos de mamaglobina e maspin no sangue podem refletir a progressão da doença e o efeito da terapia no cancro da mama. Genet Mol Res.; 9(1): 97-106.

• Blachford S. L. (2002). The Gale Encyclopedia of Genetic Disorders. Detroit Gale Group, Thomson learning. U.S.A. Vol.1., p:1345.

• Borgen P. I. e Hill, A.D.K.(2000). Breast Diseases.5th edd. Landes Bioscience. Georgetown, Texas. U.S.A.

• Bosma A.J., Weigelt B., Lambrechts A.C., et al. (2002). Deteção de células tumorais mamárias circulantes através da expressão diferencial de genes marcadores. Clin Cancer Res.; 8: 1871-1877.

• Boyerinas B., Park S.M., Hau A., et al., (2010). O papel de let-7 na diferenciação celular e no cancro. Endocr Relat Cancer; 17:19-36.

• Brennecke J., Hipfner D. R., Stark A., et al. (2003). Bantam codifica um microRNA regulado pelo desenvolvimento que controla a proliferação celular e regula o gene proapoptótico hid em Drosophila. Cell; 113(1): 25-36.

• Brown N.M., Stenzel T.T., Friedman P.N., et al. (2006). Avaliação de marcadores baseados na expressão para a deteção de células de cancro da mama. Breast Cancer Res Treat; 97:41-47.

• Brueckner B., Stresemann C., Kuner R. et al. (2007) O locus humano let-7a-3 contém um gene microRNA regulado epigeneticamente com função oncogénica. Cancer Research; 67:1419-1423.

• Bussing I., Slack F.J. e Grosshans H. (2008). let-7 microRNAs in development, stem cells and cancer. Trends Mol Med.; 14:400-409.

• Calin G.A., et al. (2004). O perfil de microRNA revela assinaturas distintas em leucemias linfocíticas crónicas de células B. Proc Nat Acad Sci USA; 101(32): 11551160.

• Cerveira N., Torres L., Rocha P., et al.(2004). Deteção altamente sensível do transcrito MGB1 (Mammaglobina) no sangue periférico de doentes com cancro da mama. Int. J. Cancer; 108: 592-595.

• Chang J.F., Zhao H., Plillips J., et al. (2000). A mucina epitelial, MUC1, é expressa nos linfócitos T em repouso e pode funcionar como um regulador negativo da ativação das células T. Cell Immunol; 201: 83-88.

• Chen C.Z., Li L., Lodish H., et al. (2004). MicroRNAs modulam a diferenciação da linhagem hematopoiética. Science; 303(5654): 83-86.

• Chen X., Ba Y., Ma L., et al. (2008). Characterization of microRNAs in serum: a novel class of biomarkers for diagnosis of cancer and other diseases. Cell Res.; 18(10):997-1006.

• Chin L.J., e Slack F.J.(2008). A truth serum for cancer-microRNAs have major potential as cancer biomarkers. Cell Res.;18(10): 983-984.

• Chu P.G. e Weiss L.M. (2002). Keratin expression in human tissues and neoplasms (Expressão da queratina em tecidos humanos e neoplasias). Histopatologia; 40: 430-439.

• Cristofanilli M., Budd G.T., Ellis M.J., et al. (2004).Circulating tumor cells, disease progression,and survival in metastatic breast cancer. N Engl J Med.; 351:781-791.

• Dahiya N., Sherman-Baust C.A., Wang T.L., et al. (2008). Expressão de microRNA e identificação de alvos putativos de miRNA no cancro do ovário. PLoS ONE; 3(6) : e2436.

• De Bono J.S., Scher H.I., Montgomery R.B., et al. (2008).Circulating tumor cells predict survival benefit from treatment in metastatic castration-resistant prostate cancer. Clin Cancer Res., 14: 6302-6309.

• De Cremoux P., Extra J.M., Denis M.G., et al. (2006). Deteção de células de carcinoma mamário que expressam MUC1 no sangue periférico de doentes com cancro da mama através da reação em cadeia da polimerase em tempo real. Clin Cancer Res.; 6: 31173122.

• Eichner L.J, Perry M.C., Dufour C.R., et al. (2010). miR-378 medeia a mudança metabólica em células de cancro da mama através da via transcricional PGC-1beta/ERR gamma. Cell Metab.; 12(4): 352-361.

• Esquela-Kerscher A. e Slack F.J. (2006). Oncomirs - microRNAs com um papel no cancro. Nat Rev Cancer; 6(4): 2559-2569.

• Evans D. G. R. e Lalloo F. (2002). Avaliação do risco e gestão do cancro da mama familiar de alto risco. J. Med. Genet.; 39 :865-871.

• Ferrucci P.F., Rabascio C., Mazzetta C. et al. (2004). A expressão de mamoglobina em produtos de leucaférese é um marcador preditivo de mau prognóstico em mulheres com cancro da mama de alto risco. Clin. Cancer Res., 15:6039-6046.

• Garzon R., Fabbri M., Cimmino A., et al. (2006). Expressão e função do microRNA no cancro. Trends Mol Med.; 2: 580-587.

• Gendler S.J. (2001). MUC1, a molécula renascentista. J. Mammary Gland Biol. Neoplasia; 6:339-353.

• Gendler S.J. e Spicer A.P.(1995). Epithelial mucin genes. Annu Rev Physiol; 57:607-634.

• Ghossein R.A., Carusone L. e Bhattacharya S. (1999). Revisão: deteção da reação em cadeia da polimerase de micrometástases e células tumorais circulantes: aplicação ao melanoma, próstata e carcinomas da tiroide. Diagn Mol Pathol; 8:165-175.

• Gilad S., Meiri E., Yogev Y., et al.(2008). Os microRNAs séricos são novos biomarcadores promissores. PLoS One; 3(9): e3148.

• Gilbey A.M., Burnett D., Coleman R.E., et al.(2004).The detection of circulating breast cancer cells in blood. J Clin Pathol; 57: 903-911.

• Gollob J.A.,Wilhelm S.,Carter C. , et al. (2006). Papel da Raf kinase no cancro: Potencial terapêutico da abordagem da via de transdução de sinal Raf/MEK/ERK. Semin Oncol; 33: 392-406.

• Greene F.L., Page D.L. e Fleming I.D. (2002). American Joint Committee on Cancer

(AJCC). manual de estadiamento do cancro, 6ª edição. Nova Iorque: SpringerVerlag.

• Grunewald K., Haun M., Urbanek M., et al. (2000). Mammaglobin Gene Expression: A Superior Marker of Breast Cancer Cells in Peripheral Blood in Comparison to Epidermal-Growth-Fator Recetor and Cytokeratin-19. Laboratory Investigation; 80(7):1071.

• Gudjonsson T., Villadsen R., Nielsen H.L., et al. (2002). Isolamento, imortalização e caraterização de uma linha de células epiteliais da mama humana com propriedades de células estaminais. Genes Dev ;16: 693-706.

• Guo J.M., Miao Y., Xiao B.X., et al.(2009). Expressão diferencial de espécies de micro RNA em cancro gástrico humano versus tecidos não tumorais.J Gastroenterol Hepatol.; 24: 652-657.

• Hammond S.M. (2006). RNAi, microRNAs e doença humana.Cancer Chem- other Pharmacol.; 58: 63-68.

• Hanisch F.G. e Muller S. (2000). MUC1: a aparência polimórfica de uma mucina humana. Glycobiology; 10: 439-449.

• Harris L., Fritsche H., Mennel R., et al.(2007). Sociedade Americana de Oncologia Clínica 2007 atualização das recomendações para a utilização de marcadores tumorais no cancro da mama, J Clin Oncol; 25(33): 5287-5312.

• Harvey, A. M. , William, S. L. , Hugh, H. Y. e John, G. C. (1974). Contribuições iniciais para a cirurgia do cancro. Johns Hopkins Med. J. Vol. 135: 399417.

• Heneghan H.M., Miller N., Lowery A.J., et al. (2010). MicroRNAs circulantes como novos biomarcadores minimamente invasivos para o cancro da mama. Ann Surg; 251(3):499-505.

• Hilkens J., Vos H.L., Wesseling J., et al. (1995). Is episialin/MUC1 involved in breast cancer progression? Cancer Lett.; 90(1):27-33.

• Hofmann M.H., Heinrich J., Radziwil G., et al. (2009). Um ADN curto em forma de grampo análogo ao miR-125b inibe a expressão de C-Raf, a proliferação e a sobrevivência de células de cancro da mama. Mol Cancer Res.; 7: 1635-1644.

• Hortobagyi G.N. (1994). Gestão multidisciplinar do cancro da mama primário e metastático avançado. Cancro; 74: 416-423.

• Houghton R., Dillon D., Molesh D., et al. (2001).Transcriptional complementarity in breast cancer: application to detection of circulating tumor cells. Mol. Diagn.; 6: 79-91.

• Ignatiadis M, Perraki M, Apostolaki S, et al. (2007). Deteção molecular e valor prognóstico das células circulantes positivas para o RNA mensageiro da citoqueratina-19 e para o RNA mensageiro do HER2 no sangue periférico de mulheres com cancro da mama em fase inicial. Clin Breast Cancer; 7(11): 883-889.

• Ignatiadis M., Kallergi G., Ntoulia M., et al. (2008). Valor prognóstico da deteção molecular de células tumorais circulantes utilizando um ensaio de transcrição reversa-PCR multimarcador para citoqueratina 19, mamaglobina A e HER2 no cancro da mama inicial. Clin Cancer Res.; 14:2593-600.

• Iorio M.V., Ferracin M., Liu C.G., et al. (2005). Desregulação da expressão do gene MicroRNA no cancro da mama humano. Cancer Res.; 65:7065-7070.

• Jaffer S.G. (1999). Estudo citogenético do cancro da mama no Iraque. Tese de Mestrado. Faculdade de Ciências, Universidade de Bagdade.

• Jang K-T., Chae S-W., Sohn J-H., et al. (2002). Coexpressão de MUC1 com p53 ou MUC2 correlaciona-se com Metástases de Nódulos Linfáticos em Carcinomas Colorrectais. J Korean Med Sci.; 17: 29-33.

• Jasim S. L.(2004). Polimorfismo genético do tumor da mama utilizando técnicas baseadas na reação em cadeia da polimerase. Tese de doutoramento. Faculdade de Ciências, Universidade de Bagdade.

• Johnson C.D., Esquela-Kerscher A., Stefani G., et al. (2007).O microRNA let-7 reprime as vias de proliferação celular em células humanas. Cancer Res.;67: 7713-7722.

• Johnson S.M., Grosshans H., Shingara J., et al. (2005). O RAS é regulado pela família de microRNAs let-7. Cell 120: 635-647.

• Kadry D., Fawzy A., Abdelgawad I.A., et al. (2013). Deteção de Mammaglobin mRNA no sangue de pacientes do sexo feminino egípcios com câncer de mama e sua relação com parâmetros prognósticos estabelecidos. Life Science Journal;10(2) : 1133-1142.

• Kerin M. J., Miller N. e Heneghan H. (2012). Deteção e quantificação de microRNAs na circulação e utilização de microRNAs circulantes como biomarcadores no cancro. Publicação do pedido de patente. US2012/0040353A1.

• Kim V. (2005). MicroRNA biogenesis: coordinated cropping and dicing. Nature reviews; 6(5): 376-385.

• Kumar M.S., Erkeland S.J., Pester R.E., et al. (2008). Supressão do desenvolvimento de tumores pulmonares de células não pequenas pela família de microRNAs let-7. Proc Natl Acad Sci.; 105: 3903-3908.

• Kummalue T., Suntiparpluacha M., Tongkao K., et al. (2012). A deteção de CK19 por RT-PCR em tempo real multiplex está relacionada com a presença de invasão angiolinfática e perineural em gânglios linfáticos sentinela de pacientes tailandesas com cancro da mama. J Clin Exp Pathol; 2(5) : 1000122.

• Labib S., Elsaied W.A., Abd M.E., et al.(2007). Mammaglobin: Um novo marcador tumoral para o cancro da mama. Jornal Turco do Cancro; 37(3) : 89-97.

• Lacroix M. (2006). Significado, deteção e marcadores de células de cancro da mama disseminadas. Endocr Relat Cancer; 13: 1033-1067.

• Lau S.K., Lawrence M., Peiguo G. et al. (2004). Expressão diferencial de MUC1, MUC2 e MUC5AC em carcinomas de vários locais: um estudo imunohistoquímico. Am. J. Clin. Pathol; 122 : 61-69.

• Lawrie C.H., Gal S., Dunlop H.M., et al.(2008). "Deteção de níveis elevados de microRNAs associados a tumores no soro de pacientes com linfoma difuso de grandes células B", British Journal of Haematology; 141; (5): 672-675.

• Lee L.G., Connell C.R. e Bloch W. (1993). Discriminação alélica por PCR de nicktranslation com sondas fluorogénicas. Nucleic Acids Research; 21: 37613766.

• Lee R.C., Feinbaum R.L. e Ambros V. (1993).O gene heterocrónico lin-4 de C. elegans codifica pequenos RNAs com complementaridade anti-sentido ao lin-14. Cell; 75: 843-854.

• Li A., Omura N., Hong S. M., et al. (2010). Os cancros do pâncreas silenciam epigeneticamente o SIP1 e hipometilam e sobre-expressam o miR-200a/200b em associação com níveis elevados de miR-200a e miR-200b em circulação. Cancer Res.; 70: 5226-5237.

• Li D., Zhao Y., Liu C., et al.(2011). Análise da Expressão, Regulação e Papel do MiR-195 e MiR-497 no Cancro da Mama. Clin Cancer Res.; 17:17221730.

• Li J., Smyth P., Flavin R., et al.(2007). Comparação dos padrões de expressão de miRNA utilizando RNA total extraído de amostras correspondentes de células fixadas em formalina e embebidas em parafina (FFPE) e células congeladas, BMC Biotechnology; 7(36) : 1- 6.

• Lianidou E.S. e Markou A. (2011). Células tumorais circulantes como biomarcadores tumorais emergentes no cancro da mama. Clin Chem Lab Med.; 49(10).

• Lianidou E.S., Mavroudis D., Sotiropoulou G., et al. (2010). O que há de novo nas células tumorais circulantes? Um relatório da reunião. Breast Cancer Res.;12(4) :307-316.

• Lowery A.J, Miller N., McNeill RE., et al. (2008). MicroRNAs como indicadores de prognóstico e alvos terapêuticos: efeito potencial na gestão do cancro da mama. Clin Cancer Res.;14(2): 360-365.

• Lu L., Katsaros D., de la Longrais I.A., Sochirca O. e Yu H. (2007). Hypermethylation of let-7a-3 in epithelial ovarian cancer is associated with low insulin-like growth fator-II expression and favorable prognosis. Cancer Research; 67:10117-10122.

• Luo Q., Chuankui W., Xiaoyu L., et al.(2014). O MicroRNA-195-5p é um potencial alvo diagnóstico e terapêutico para o cancro da mama. Oncology Reports 31: 10961102.

• Ma L., Jennifer Y., Harsha P., et al. (2010). miR-9, um microRNA ativado por MYC/MYCN, regula a E-caderina e a metástase do cancro. Nat Cell Biol.; 12(3): 247-256.

• Ma L., Teruya-Feldstein J. e Weinberg R.A. (2007). Invasão tumoral e metástases iniciadas pelo microRNA-10b no cancro da mama. Nature; 449: 682-688.

• Madhavan M. , Priya S. , Elizabeth A. et al. (2002). Down regulation of endothelial adhesion molecules in node positive breast cancer: possible failure of host defence mechanism. Patho. Onco. Res.; 8:125-128.

• Malhotra G. K., Xiangshan Z., Hamid B. e Vimla B. (2010). Subtipos histológicos, moleculares e funcionais dos cancros da mama. Cancer Biology & Therapy 10(10): 955-960.

• Matt X., Jon S., Patrica H. et al.(2010). DataAssist- Software de análise de dados para dados de PCR em tempo real TaMan. IMECS vol. I.

• Mattick J.S. e Makunin I.V. (2006). RNA não-codificante. Hum. Mol. Genet.;15:17-29.

• Mattie M. D., Benz C. C., Bowers J., et al.(2006). O perfil optimizado de expressão de microRNA de alto rendimento fornece uma nova avaliação de biomarcadores de biópsias clínicas de cancro da próstata e da mama. Cancro Molecular; 5(24) :1-14.

• Mehes G., Witt A., Kubista E. e Ambro P.D. (2001).Circulating breast cancer cells are frequently apoptotic. Am J Pathol; 159:17-20.

• Meng S., Tripathy D., Frenkel E.P., et al. (2004). Circulating tumor cells in patients with breast cancer dormancy. Clin Cancer Res.;10:8152-62.

• Mercatali L., Valenti V., Calistri D., et al. (2006). RT-PCR determination of maspin and mammaglobin B in peripheral blood of healthy donors and breast cancer patients. Annals of Oncology; 17: 424-428.

• Mikhitarian K., Hebert R.M., Baker M.R., et al. (2008). A deteção do mRNA da mamoglobina no sangue periférico está associada a cancro da mama de alto grau. BMC Cancer; 8:55: 1-11.

• Miranda K., Huynh T., Tay Y. et al. (2006). A pattern-based method for the identification of MicroRNA binding sites and their corresponding heteroduplexes. Cell; 126(6), 1203-1217.

• Mitas M., Mikhitarian k., Walters C., et al. (2001). Deteção quantitativa por RT-PCR em tempo real de micrometástases de cancro da mama utilizando um painel de marcadores multigénicos. Int. J. Cancer; 93:162-171.

• Mitchell P.S., Parkin R.K., Kroh E.M., et al. (2008). Circulating microRNAs as stable blood-based markers for cancer detection. Proc. Natl. Acad. Sci. USA;105:10513-10518.

• Mocellin S., Hoon D., Ambrosi A. et al. (2006). O valor prognóstico das células tumorais circulantes em pacientes com melanoma: uma revisão sistemática e meta-análise. Clin Cancer Res.; 12:4605-4613.

• Mohamed M. M., Diaa Al-Raawi, Salwa F. S. e Mohamed El- Shinawi (2013). Cancro da mama inflamatório: Novos factores contribuem para a etiologia da doença: Revisão. Universidade do Cairo. Jornal de Investigação Avançada.

• Mommers E., Leonhart A., von Mensdorff-Pouilly S., et al. (1999). Aberrant expression of MUC1 mucin in ductal hyperplasia and ductal carcinoma in situ of the breast. Int. J. Cancer; 84: 466-469.

• Monica M. R., Kathleen A. K., Kathleen T., et al.(2011). Expressão dos genes da citoqueratina-19 e da mamaglobina em células tumorais circulantes de doentes com cancro da mama metastático inscritos nos ensaios do North Central Cancer Treatment Group, N0234/336/436/437. Clin Cancer Res., 17 : 7183-7193.

• Mostert B., Sleijfer S. e Foekens J.A. e Gratama JW.(2009). Células tumorais circulantes (CTCs): métodos de deteção e sua relevância clínica no cancro da mama. Cancer Treat Rev; 35: 463-474.

• Mostert B., Sieuwerts A.M., Martens J.W. e Sleijfer S. (2011). Aplicações de diagnóstico de miRNAs associados a células tumorais livres e circulantes em pacientes com cancro. Expert Rev. Mol. Diagn.; 11: 259-275.

• Nair V.S., Maeda L.S. e loannidis J.P. (2012). Previsão de resultados clínicos por microRNAs no cancro humano: uma revisão sistemática. J Nat Cancer Inst.;104 : 528540.

• Noguchi S., Aihara T., Motomura K., et al. (1996). Deteção de micrometástases de cancro da mama em gânglios linfáticos axilares através da reação em cadeia da polimerase com transcriptase reversa. Comparação entre a amplificação do ARNm do MUC1 e do ARNm da queratina 19. Am J Pathol.; 148(2): 649-656.

• Ntoulia M. Aliki S., Michail I., et al. (2006). Deteção de células tumorais circulantes positivas para Mammaglobina A- mRNA no sangue periférico de pacientes com cancro da mama operável com nested RT-PCR Clin Biochem; 39(9) 879-887.

• O'Hara A.J., Wang L., Dezube B.J., et al. (2009). Os microRNAs supressores de tumores estão sub-representados no linfoma de efusão primária e no sarcoma de Kaposi. Sangue; 113: 5938-5941.

• O'Grady, J.(1994). A practical approach to breast disease.1st edd. Little Brown Company. Boston. U.S.A.

• Pachmann K. (2005). Células tumorais recirculantes de longa duração em pacientes com cancro da mama. Clin Cancer Res.;11: 5657-5668.

• Pan S., Yu F, Gong C. e Song E. (2009). Invasão tumoral e metástases iniciadas por mir-106b no cancro da mama, tendo como alvo BRMS1 e RB. Cancer Research; 69(24): 1-11.

• Pantel K. and Riethdorf S.(2009).Pathology: are circulating tumor cells predictive of overall survival? Nature Rev Clin Oncol; 6 : 190-201.

• Pasquinelli A.E., Reinhart B.J., Slack F., et al. (2000). Conservação da sequência e expressão temporal do RNA regulador heterocrónico let-7. Nature; 408: 86-99.

• Paterlini-Brechot P, Vona G. e Brechot C. (2000). Circulating tumorous cells in patients with hepatocellular carcinoma. Impacto clínico e direcções futuras. Semin Cancer Biol.; 10 : 241-249.

• Pathak K. A., Khanna R., Khanna H. D., et al. (1996). Carcino-embryonic antigen:

an invaluable marker for advanced breast cancer. J. Postgrad. Med.; 42: 68-71.

- Peng Y., Laser J., Shi G., et al.(2008). Efeitos antiproliferativos por repressão de let-7 do grupo de alta mobilidade A2 no leiomioma uterino. Mol Cancer Res.; 6: 663-673.
- Pereira M. B., Dias A. J., Reis C. A. e Schmitt F. C.(2001). Estudo imunohistoquímico da expressão de MUC5AC e MUC6 em carcinomas mamários e tecidos mamários adjacentes. J Clin Pathol; 54: 210-213.
- Petersen O.W., Gudjonsson T., Villadsen R., et al. (2003). Epithelial progenitor cell lines as models of normal breast morphogenesis and neoplasia. Cell Prolif.; 36(1): 33-44.
- Piccart-Gebhart M.J., Procter M., Leyland-Jones B., et al.(2005). Trastuzumab após quimioterapia adjuvante no cancro da mama HER2-positivo, The New England Journal of Medicine; 353(16):1659-1672.
- Rainen L., Oelmueller U., Jurgensen S., et al. (2002). Estabilização da expressão de mRNA em amostras de sangue total. Clin Chem; 48(11): 1883-90.
- Raver-Shapira N., Marciano E., Meiri E., et al. (2007). A ativação transcricional do miR-34a contribui para a apoptose mediada por p53. Mol Cell; 26: 731-743.
- Ring A.E., Zabaglo L., Ormerod M.G., et al. (2005). Deteção de células epiteliais circulantes no sangue de pacientes com cancro da mama: comparação de três técnicas. Br J Cancer; 92: 906-912.
- Robertson F. M., Melissa B., Wei Yang, et al. (2010). Cancro da Mama Inflamatório: A Doença, a Biologia, o Tratamento. CA CANCER J CLIN, 60: 351-375.
- Roncella S., Ferro P., Bacigalupo B., et al. (2006). Relação entre a expressão do mRNA da mamaglobina humana no tecido do cancro da mama e as caraterísticas clínico-patológicas dos tumores. J Exp Clin Cancer Res.; 25: 65-72.
- Rosenfeld N., Aharonov R., Meiri E., et al. (2008). Os microRNAs identificam com precisão a origem do tecido canceroso. Nat. Biotechnol.; 26: 462-469.
- Ross J.S., e Slodkowska E.A.(2009). Circulating and Disseminated Tumor Cells in

the Management of Breast Cancer (Células tumorais circulantes e disseminadas no tratamento do cancro da mama). American Journal of Clinical Pathology; 132: 237-245.

• Roush S. e Slack F.J. (2008).The let-7 family of microRNAs. Trends Cell Biol.;18:505-516.

• Said A.F.M., Abulkheir I.H., Helal A., et al. (2012). Deteção de CK19 mRNA no sangue de cancro da mama Pacientes egípcios do sexo feminino e sua relação com parâmetros prognósticos estabelecidos. Life Science Journal.;9(1): 1-9.

• Saito Y., Liang G., Egger G., et al. (2006). Ativação específica do microRNA-127 com regulação negativa do proto-oncogene BCL6 por fármacos modificadores da cromatina em células cancerígenas humanas. Cancer Cell; 9:435-443.

• Saloustros E., Perraki M., Apostolaki S., et al. (2011). Células tumorais circulantes positivas para mRNA da citoqueratina-19 durante o acompanhamento de pacientes com cancro da mama operável: relevância prognóstica para recidiva tardia. Breast Cancer Research; 13(3): R60

• Sassen S., Miska E.A. e Caldas C. (2008).MicroRNA: implicações para o cancro. Virchows Arch.; 452(1): 1-10.

• Scher H.I., Jia X., de Bono J.S. et al. (2009). Células tumorais circulantes como marcadores de prognóstico no cancro da próstata progressivo e resistente à castração. Uma reanálise dos dados do ensaio IMMC38. Lancet Oncol;10:233-239.

• Schmittgen T.D., e Livak K.J. (2008). Análise de dados de PCR em tempo real pelo método comparativo C(T). Nat. Protoc.; 3:1101-1108.

• Schoenfeld A., Luqmani Y., Smith D., et al. (1999). Deteção de micrometástases de cancro da mama em gânglios linfáticos axilares através da reação em cadeia da polimerase. Cancer Res.; 54: 2986-2990.

• Schultz J., Lorenz P., Gross G., et al. (2008). O microRNA let-7b tem como alvo importantes moléculas do ciclo celular em células de melanoma maligno e interfere no crescimento independente de ancoragem. Cell Res.; 18: 549-557.

• Sharma P., Sahni N.S., Tibshirani R., et al. (2005). Early detection of breast cancer based on gene expression patterns in peripheral blood cells. Breast Cancer Research; 7: 634-644.

• Silva A.L.,Tome M.J., Correia A.E. e Passos-Coelho J.L. (2002). Ensaio de RT-PCR da mamoglobina humana para deteção de células cancerígenas da mama ocultas em produtos hematopoiéticos. Ann Oncol.; 13: 422-429.

• Sleijfer S., Gratama J.M., Sieuwerts A.M., et al. (2007). Deteção de células tumorais circulantes a caminho da implementação do diagnóstico de rotina. Eur J Cancer; 43:2645-2650.

• Soon P.S., Tacon L.J., Gill A.J., et al. (2009). miR-195 e miR-483 -5p identificados como preditores de mau prognóstico no cancro adrenocortical. Clin Cancer Res.; 15: 7684-7692.

• Span P.N., Waanders E., Manders P., et al. (2004). A mamoglobina está associada a tumores da mama de baixo grau, positivos para receptores de esteróides, em doentes pós-menopáusicas, e tem um valor prognóstico independente para o tempo de sobrevivência sem recidiva. J Clin Oncol; 22: 691-698.

• Stathopoulou A, Mavroudis D, Perraki M, et al. (2003). Molecular detection of cancer cells in the peripheral blood of patients with breast cancer: comparison of CK-19, CEA and maspin as detection markers. Anticancer Res.; 23:1883-1890.

• Stathopoulou A, Vlachonikolis I, Mavroudis D, et al. (2002). Deteção molecular de células positivas para citoqueratina-19 no sangue periférico de pacientes com cancro da mama operável: Avaliação do seu significado prognóstico. J Clin Oncol; 20: 3404-3412.

• Stathopoulou A., Ntoulia M., Perraki M., et al. (2003). Um método de RT-PCR em tempo real altamente específico para a determinação quantitativa de células positivas para o ARNm CK19 no sangue periférico de doentes com cancro da mama, utilizando o sistema de ciclador de luz. Clin Cancer Res.; 9:5145-5151.

• Strati A., Markou A., Parisi C., et al. (2011). Perfil de expressão genética de células tumorais circulantes no cancro da mama por RT-qPCR. BMC Cancer; 11: 422431.

- Suchy B., Austrup F., Driesel G., et al. (2000). Deteção de células que expressam mamaglobina no sangue de doentes com cancro da mama. Cancer Lett.; 158: 171-178.
- Szafranska A.E., Davison T., John J., et al. (2007). As alterações da expressão de microRNA estão ligadas à tumorigénese e a processos não neoplásicos no adenocarcinoma ductal pancreático. Oncogene; 26(30): 4442-4452.
- Takamizawa J., Konishi H., Yanagisawa K., et al. (2004), Reduced expression of the let-7 microRNAs in human lung cancers in association with shortened postperative survival. Cancer Res; 64: 3753-3756.
- Taplin S., Abraham L., Barlow W.E., et al.(2008). Caraterísticas das instalações de mamografia associadas à precisão interpretativa da mamografia de rastreio, Journal of the National Cancer Institute; 100(12): 876-887.
- Thomas D. S. e Kenneth J. L. (2008). Análise de dados de PCR em tempo real pelo método Ct comparativo. Nature Protocol, 3(6): 1101-1108.
- Thompson A., Brennan K., Cox A., et al.(2008). Avaliação das actuais limitações do conhecimento na investigação do cancro da mama: uma análise das lacunas, Breast Cancer Research; 10(2): R26.
- Tjensvoll K., Oltedal S., Farmen R.K., et al. (2010). Células tumorais disseminadas na medula óssea avaliadas por TWIST1, citoqueratina 19 e mammaglobina A mRNA prevêem o resultado clínico em pacientes com cancro da mama operável. Clin Breast Cancer; 10: 378-384.
- Trang P., Medina P.P., Wiggins J.F., et al. (2010). Regressão de tumores pulmonares murinos pelo microRNA let-7. Oncogene; 29:1580-1587.
- Trang P., Wiggins J.F., Daige C.L., et al. (2011). A entrega sistémica de mímicos de microRNA supressores de tumor usando uma emulsão lipídica neutra inibe tumores pulmonares em ratos. Mol Ther.; 19:1116-22.
- Traweek S.T., Liu J. e Battifora H. (1993). Expressão do gene da queratina em tecidos não epiteliais. Deteção com reação em cadeia da polimerase. AmJ Pathol;

142:1111-1118.

• Uehara M., Kinoshita T., Hojo T., et al. (2008). Estudo prognóstico a longo prazo do antigénio carcinoembrionário (CEA) e do antigénio de hidratos de carbono 15-3 (CA 15-3) no cancro da mama, International Journal of Clinical Oncology; 13(5): 447-451.

• Van Dongen J.J.M., Macintyre E.A., Gabert J.A., et al. (1999). Análise padronizada por RT-PCR de transcrições de genes de fusão de aberrações cromossómicas em leucemia aguda para deteção de doença residual mínima. Leukemia; 13:19011928.

• Van Rooij E., Sutherland L.B., Liu N., et al. (2006). A signature pattern of stress-responsive microRNAs that can evoke cardiac hypertrophy and heart failure. Proc Natl Acad Sci.; 103:18255 - 18260.

• Vasudevan S., Tong Y. e Steitz Ja. (2007). Passagem da repressão à ativação: os microRNAs podem regular positivamente a tradução. Science New York, N.Y; 318(5858): 1931-1934.

• Visser M., Jiwa M., Horstman A., et al. (2008). Método de diagnóstico rápido intra-operatório baseado na expressão do mRNA CK19 para a deteção de metástases linfonodais no cancro da mama. Int J Cancer; 122: 2562-2567.

• Viswanathan S.R. e Daley G.Q. (2010). Lin28: um regulador de microRNA com um papel macro. Cell; 140:445-449.

• Walsh M., Luckie S., Cummings M. C., et al. (2000). Heterogeneidade da expressão de MUC1 por linhas celulares de carcinoma da mama humano in vivo e in vitro. Breast Cancer Res. Treat.; 58: 255-266.

• Wang J, Zhang K-Y, Song-Mei L. et al. (2014).MicroRNAs circulantes associados a tumores como biomarcadores de cancro. Molecules; 19: 1912-1938.

• Wang L., Wang Y., Liu Y., et al. (2009). Análise citométrica de fluxo da expressão de CK19 no sangue periférico de pacientes com carcinoma da mama: relevância para a deteção de células tumorais circulantes. J Exp Clin Cancer Res.; 28(57): 1-9.

• Wang V. e Wu W. (2007). MicroRNA: Um novo ator no desenvolvimento do cancro da mama. J. Cancer Mol.; 3(5): 133-138.

- Watson M.A., Dintzis S., Darrow C.M. et al.(1999). Mammaglobin expression in primary, metastatic, and occult breast cancer (Expressão da mamoglobina no cancro da mama primário, metastático e oculto). Cancer Res.; 59: 3028-3031.

- Watson M.A. e Fleming T.P.(1996). Mammaglobin, um membro específico da família Uteroglobin Gene, está sobre-expresso no cancro da mama humano. Cancer Res.; 56: 860-865.

- Webster R.J., Giles K.M., Price K.J., et al. (2009).Regulação da sinalização do recetor do fator de crescimento epidérmico em células cancerígenas humanas por MicroRNA-7. J Biol Chem; 284: 5731-5741.

- Weigelt B., Bosma A.J., Hart A.A. et al.(2003). Os genes marcadores para células tumorais circulantes prevêem a sobrevivência em doentes com cancro da mama com metástases. Br. J. Cancer; 88: 1091-1094.

- Whitney A.R., Diehn M., Popper S.J., et al. (2003). Individualidade e variação nos padrões de expressão de genes no sangue humano. Proc Nat Acad Sci, USA.;100(4): 1896-1901.

- Wiemer E. (2007).The role of microRNAs in cancer: no small matter. Eur J Cancer; 43(10): 1529-1544.

- Winer E.P., Morrow M., Osborne C.K. e Harris J.R. (2001).Cancro da mama. In: Cancer: Principles and Practice of Oncology. eds. De Vita Jr VT, Hellman S, Rosenberg SA. Philadelphia:Lippincott Williams & Wilkins; 12641333.

- Wolff M. S., Gwen W., Collman J., Carl B. e James H. (1996) . Cancro da mama e factores de risco ambientais: resultados epidemiológicos e experimentais. Annu. Rev. Pharmacol and Toxicol; 36: 573-596.

- Wulfing P., Borchard J., Buerger H., et al. (2006). As células tumorais circulantes HER2-positivas indicam um mau resultado clínico em doentes com cancro da mama em estádio I a III. Clin Cancer Res.; 12: 1715-1720.

- Xenidis N, Perraki M, Kafousi M, et al. (2006). Predictive and prognostic value of peripheral blood cytokeratin-19 mRNA-positive cells detected by real-time polymerase chain reaction in node-negative breast cancer patients. J Clin Oncol; 24: 3756-3762.

• Xenidis N., Ignatiadis M., Apostolaki S, et al. (2009). Células tumorais circulantes positivas para o mRNA da citoqueratina-19 após quimioterapia adjuvante em pacientes com cancro da mama inicial. J Clin Oncol.; 27: 2177-2184.

• Xenidis N., Vlachonikolis I., Mavroudis D., et al. (2003). Células positivas para o ARNm da citoqueratina-19 em circulação no sangue periférico após a conclusão da quimioterapia adjuvante em doentes com cancro da mama operável. Ann Oncol; 14:849-855.

• Xi L., Nicastri D.G., El-Hefnawy T., et al. (2007).Marcadores óptimos para a deteção por PCR de transcrição reversa quantitativa em tempo real de células tumorais circulantes de melanoma, cancro da mama, do cólon, do esófago, da cabeça e pescoço e do pulmão. Clin Chem.; 53: 1206-1215.

• Xu T., Zhu Y., Xiong Y., et al. (2009). MicroRNA-195 suprime a tumorigenicidade e regula a transição G1/S de células de carcinoma hepatocelular humano. Hepatology; 50: 113-121.

• Yamamoto M., Bharti A., Li Y. e Kufe D. (1997). Interação do antigénio associado ao carcinoma da mama DF3/ MUC1 e 0 catenina na adesão celular. J. Biol. Chem.; 272: 12492-12494.

• Yu F., Yao H., Zhu P., et al. (2007). let-7 regula a auto-renovação e a tumorigên- cia das células do cancro da mama. Cell; 131: 1109-1123.

• Zach O., Kasparu H., Krieger O., et al. (1999). Deteção de células de carcinoma mamário circulantes no sangue periférico de doentes com cancro da mama através de um ensaio de reação em cadeia da polimerase com transcriptase reversa aninhada para o mRNA da mamaglobina. J Clin Oncol.; 17: 2015-2019.

• Zaretsky J., Sarid R., Aylon Y., et al. (1999). Análise do promotor do gene MUC1 sobreexpresso no cancro da mama. FEBS Lett.;19: 189-195.

• Zaretsky J. Z., Itay Barnea, Yael Aylon, et al.(2006). Gene MUC1 sobreexpresso no cancro da mama: estrutura e atividade transcricional do promotor do MUC1 e papel do recetor de estrogénio alfa (ERa) na regulação da expressão do gene MUC1. Cancro Molecular; 5(57) : 1-14.

• Zehentner B.K. e Carter D.(2004). Mammaglobin: um candidato a marcador de diagnóstico do cancro da mama. Clin. Biochem; 37: 249-257.

• Zehentner B.K., Feng Q., Dillon D.C., et al. (2002). Marcadores moleculares e celulares para o cancro da mama. Proc Am Assoc Cancer Res.; 43:40.

• Zehentner B.K., Persing D.H., Deme A., et al. (2004). Mammaglobina como um novo biomarcador do cancro da mama: Multigene Reverse Transcription-PCR Assay and Sandwich ELISA. Clinical Chemistry; 50(11): 2069-2076.

• Zenz T., Habe S., Denzel T., et al. (2009). Análise detalhada dos defeitos da via p53 na leucemia linfocítica crónica refractária à fludarabina (LLC): dissecação da contribuição da deleção 17p, mutação TP53, disfunção p53-p21 e miR34a num ensaio clínico prospetivo. Sangue; 114: 2589-2597.

• Zimmerman, B. T.(2004). Compreender a genética do cancro da mama. 1ª ed.. Univ. press of Mississippi. U.S.A.

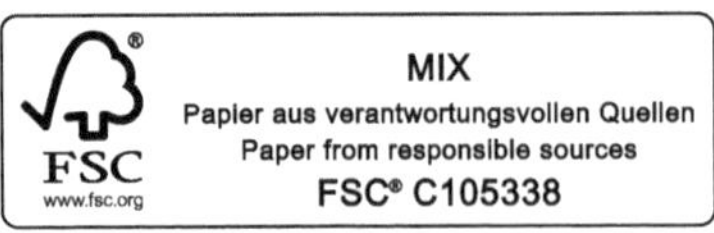

Printed by Books on Demand GmbH, Norderstedt / Germany